禪太極

健身棒

慧光居士　著

图书在版编目（CIP）数据

禅太极健身棒 / 慧光居士著. -- 北京 ：华文出版社，2015.8

ISBN 978-7-5075-4398-8

Ⅰ. ①禅… Ⅱ. ①慧… Ⅲ. ①太极拳－养生（中医）Ⅳ. ①G852.11②R212

中国版本图书馆CIP数据核字(2015)第175988号

禅太极健身棒

作　　者：慧光居士
责任编辑：杨宁
出版发行：华文出版社
地　　址：北京市西城区广外大街305号8区2号楼
邮政编码：100055
电　　话：编辑部010-58336258　总编室010-58336239　发行部010-58336266
经　　销：新华书店
印　　刷：北京米开朗优威印刷有限责任公司
开　　本：720mm×1000mm　1/16
印　　张：9.75
字　　数：100千字
版　　次：2015年9月第1版
印　　次：2015年9月第1次印刷
标准书号：ISBN 978-7-5075-3891-5
定　　价：38.00元

谨献给母亲大人……

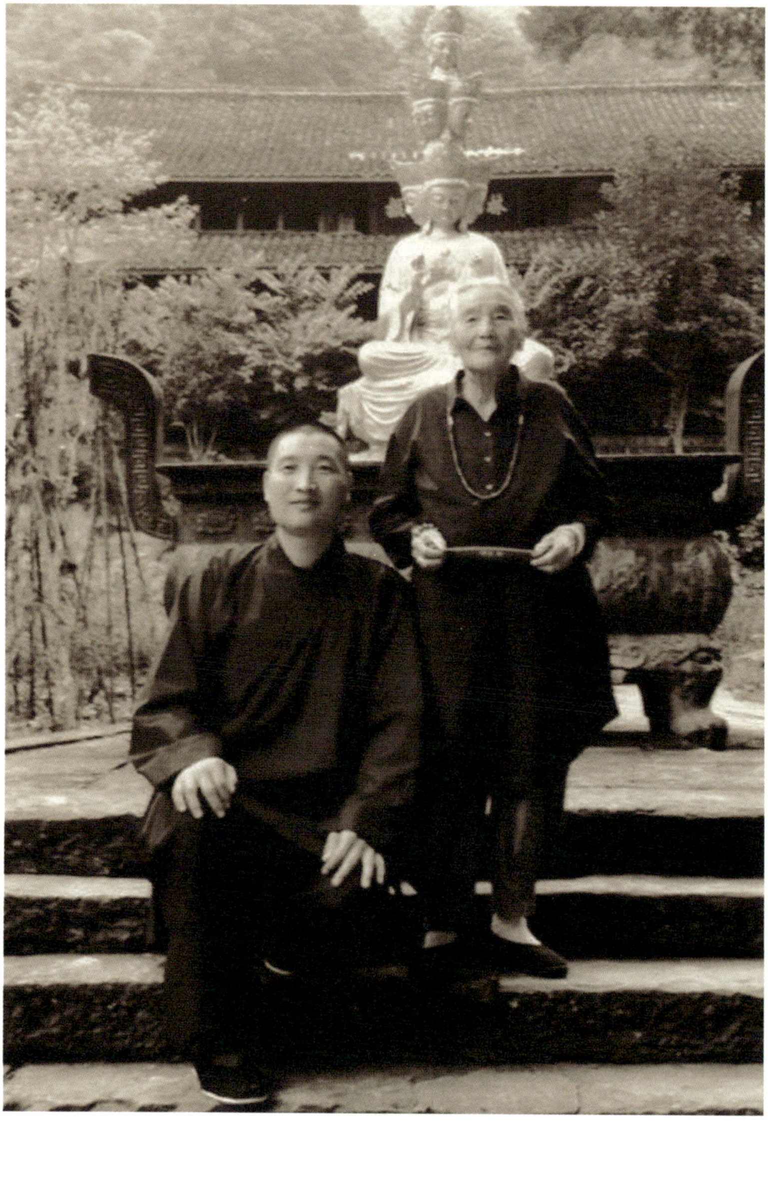

慧光居士与慈母清香居士照片

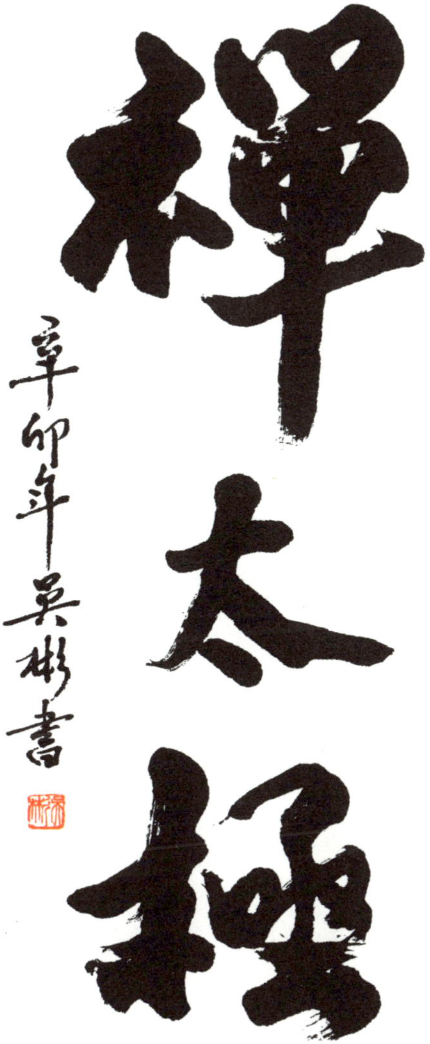

吴彬老师题词：禅太极

慧光居士新创编的禪太极
為現代人修身养心开辟了一条新
路子值得推廣。

吴彬

2012.5.1

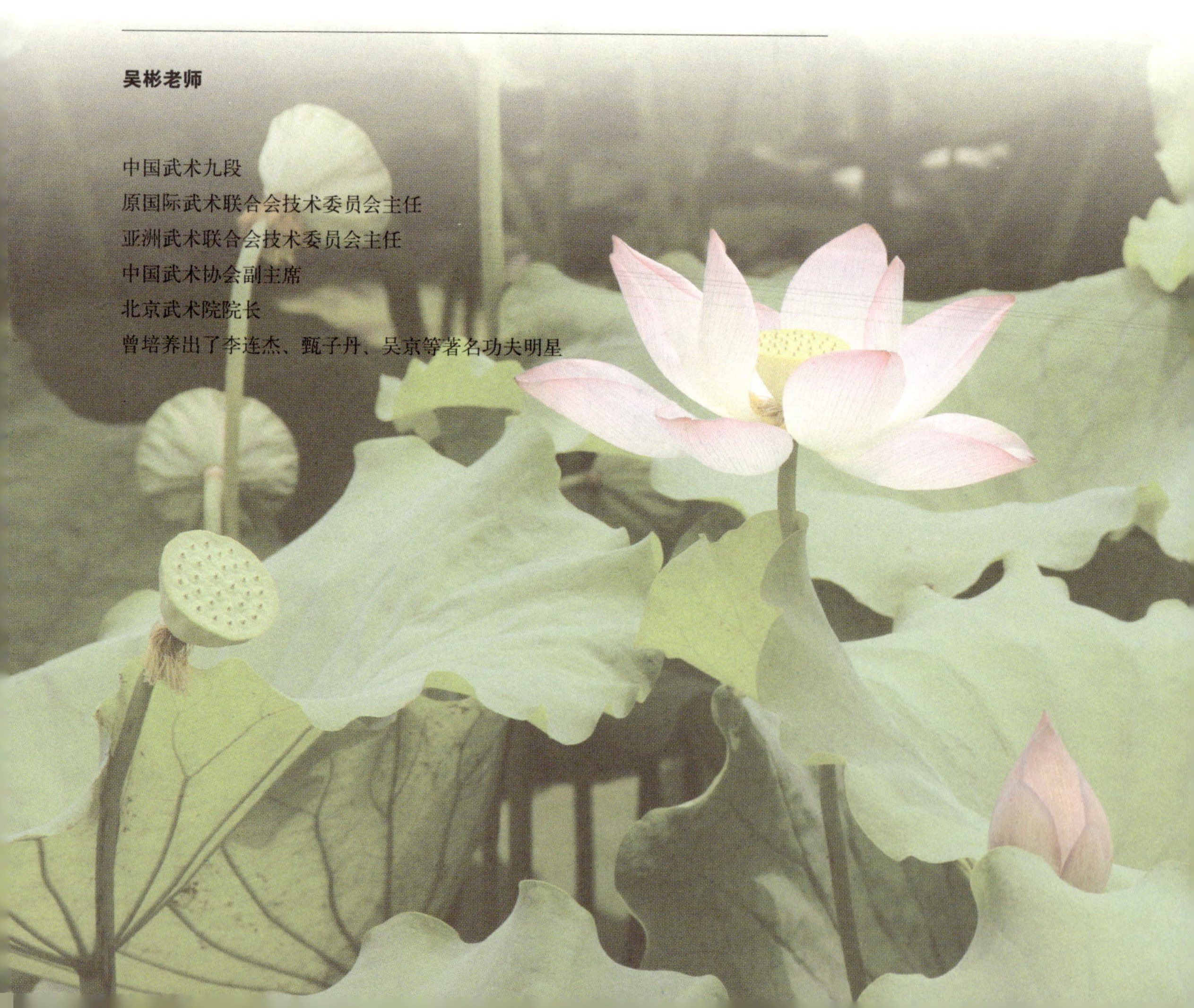

吴彬老师

中国武术九段

原国际武术联合会技术委员会主任

亚洲武术联合会技术委员会主任

中国武术协会副主席

北京武术院院长

曾培养出了李连杰、甄子丹、吴京等著名功夫明星

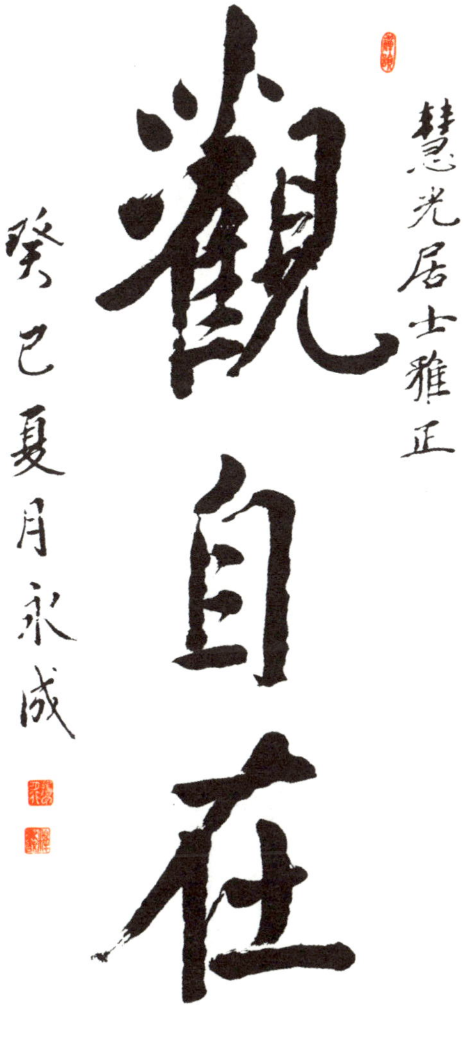

嵩山少林寺释永成禅师题词：观自在

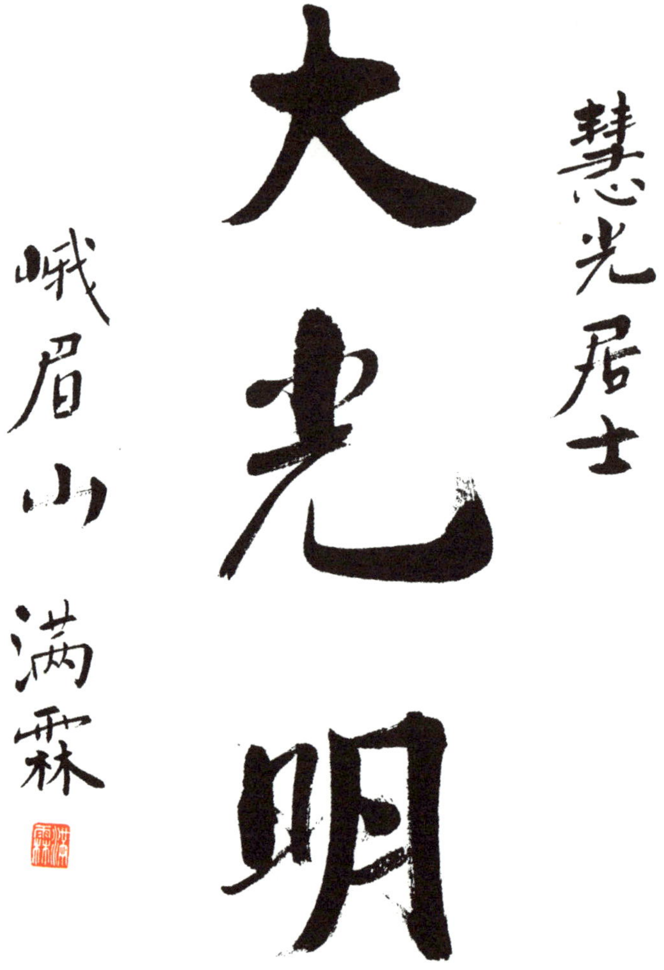

峨眉山佛学院释满霖法师题字：大光明

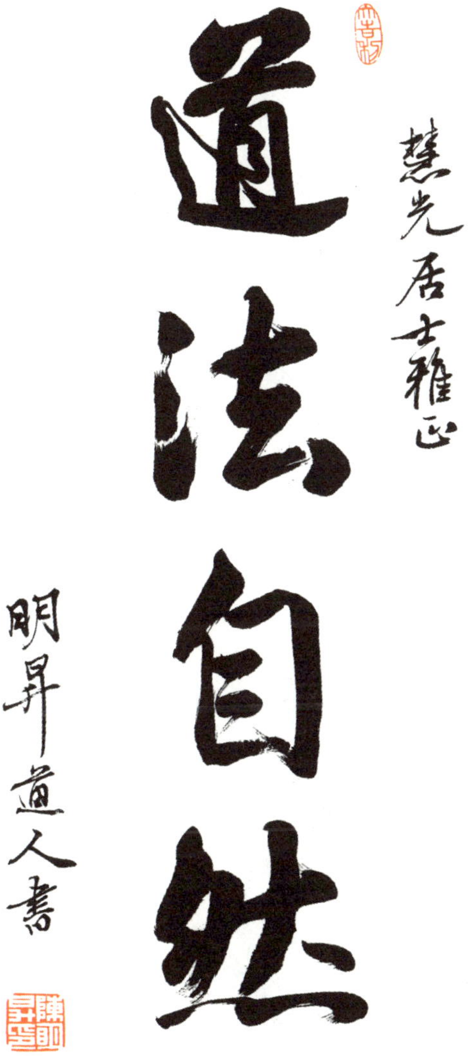

金华山道观陈明昇道长题字：道法自然

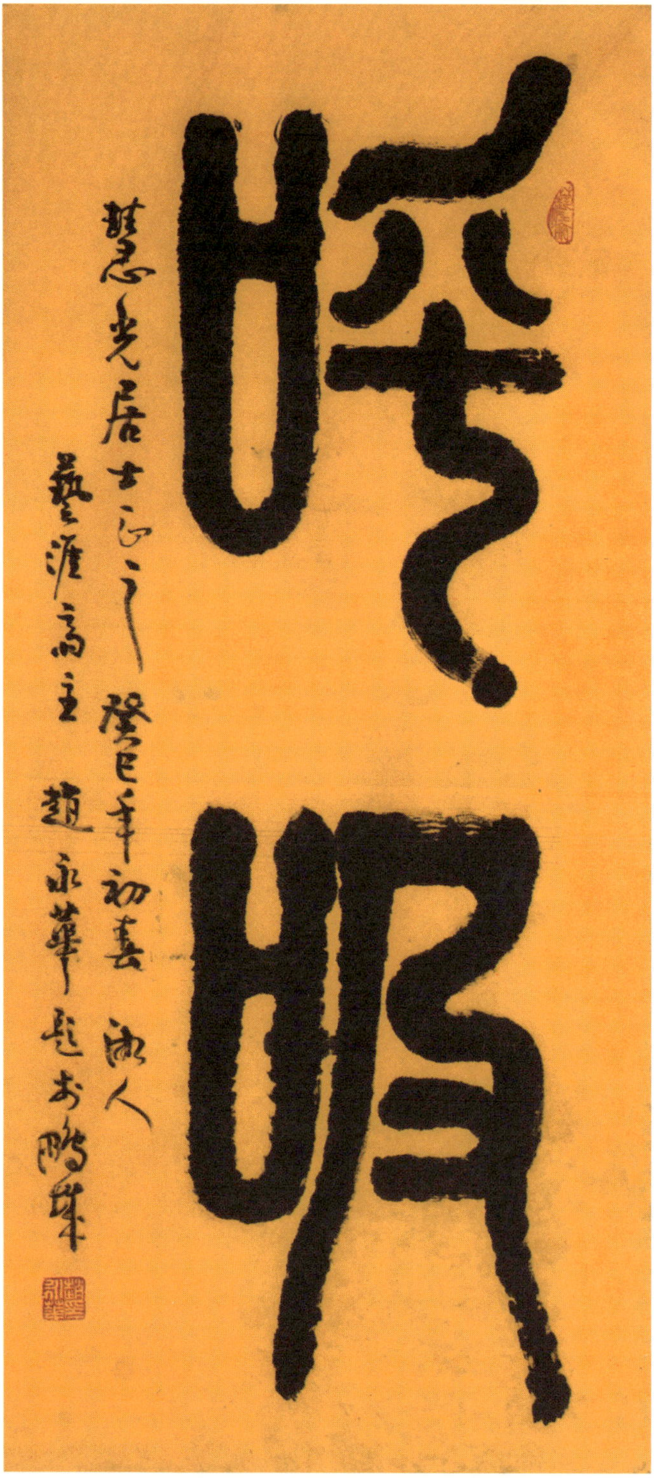

书法家赵永华题词：呼吸

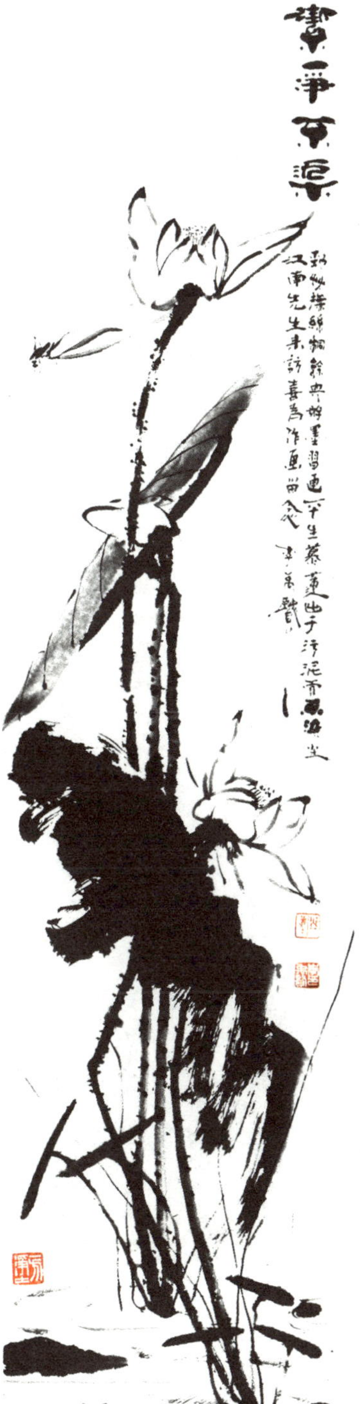

古琴家李禹贤：墨荷图

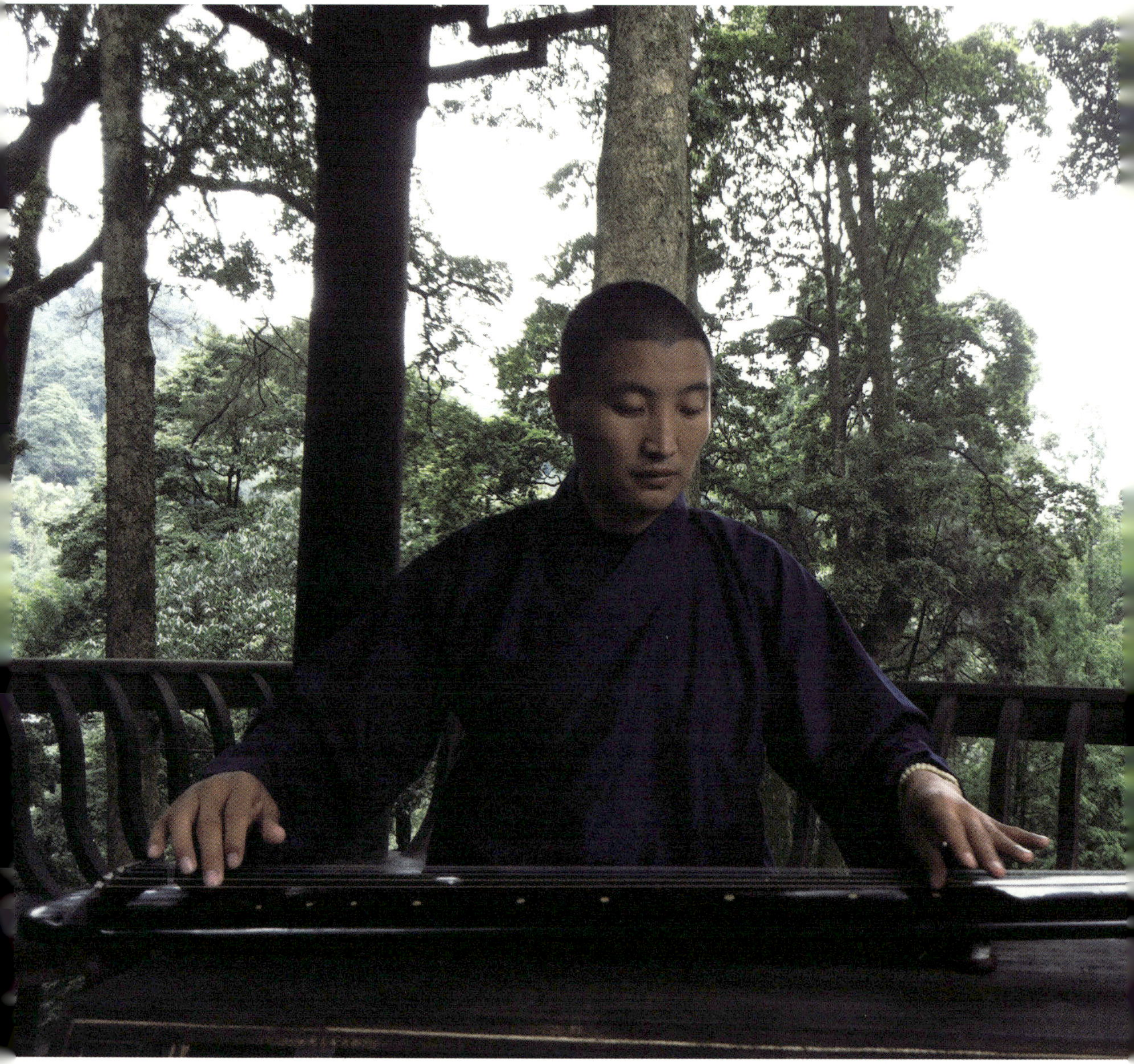

慧光居士抚琴图

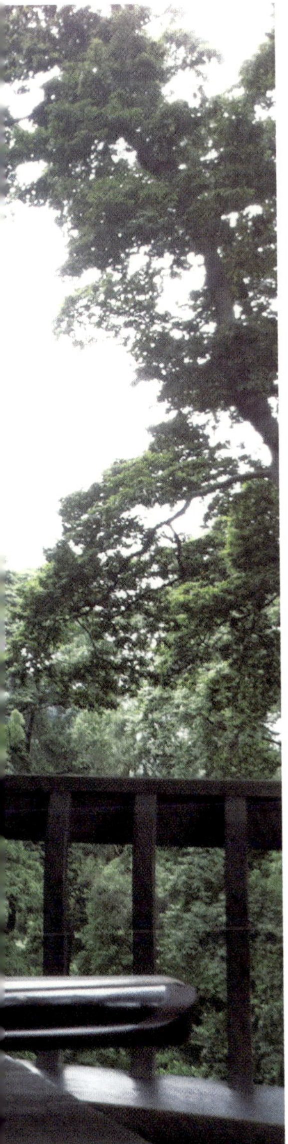

禅太极又序

乙酉年春，禅太极编创初成，余因受慧光居士贤伉俪嘱托为新书《禅太极》作序，而知慧光居士致力于禅太极的编创整理和推广工作。慧光居士所创禅太极，拳架优美、体态调柔、动作舒缓、气势恢宏。以大悲心为体，载太极之道，虽非全为拳、禅理事道用，亦能拳形于外禅化于内，善巧双运自成格局。余亦曾于序中寄期望于慧光居士，为利益众生计，为余之所不能为。时隔数载，新书已成故纸，禅拳太极日久弥新，深受大众喜爱，数年内翻印数版矣。如今禅太极之传播，势如星火燎原，从学者趋之若鹜。以余看恰似“忽如一夜春风来，千树万树梨花开”，倏忽间慧光居士已桃李遍天下矣。

适逢乙未年春，慧光居士传拳于蜀地峨眉。忽报佳音，告余禅棒功法整理事竟，预付梓印刷，另嘱余再为之序，并附紫光檀禅棒一副、禅棒密谱一份。余阅禅棒密谱，中谓之曰：禅太极健身棒又名金刚禅棒、慧光禅棒，简称：禅棒。直观切要一语中的，此禅太极健身棒即是禅棒。余观禅棒，长八寸许，状如独股金刚杵，揣其意在成就悲心、驱除病魔。质地为檀木、花梨、金丝楠木等名贵木材所制。禅棒为禅太极习练辅助法，是利用器具演练的一套导引养生功法。导引的目的在于导气令和，引体令柔。气和则心平，体柔则病祛。柔体和气，健身延年是外修养；心意恬静，内蓄空明是内修养。身心二者，内外相依相从，相辅相成，一损俱损，一荣俱荣，有相牵相连之作用，生死与共，决不能独立独存。因此，为达到内外兼修、调养相依、身心双养、高度结合的作用，整套动作柔和流畅，伸展舒缓。配合吐纳，用意观想，内外结合，动静相兼。通过禅棒推、滚、锤、打、点、按、揉、摩的手法，导引肢体前伏、后仰、左转、右旋。手、肘、臂、胯、膝、踝，做摆、扭、荡、甩等动作。对经络穴位产生刺激，有极强的气机疏通感。配合呼吸吐纳，牵拉导引，起到促进气血循环调整内分泌，从而达到强骨柔筋，健康内脏，祛病强身，益寿延年的作用。身健方能心安，通过禅太极系列功法的修炼，即能达到禅益身心，健康安乐，使身心两者高度协调和统一。

素闻慧光居士少遇名师得授拳法，与其偶有小聚，品茗论道，谈势甚洽。于强健大众身心之利生事业上，余知其之所为、之所欲为；亦赞其之所为、之所欲为。嘱余为序，余不文，焉能为序。寥作数语禅太极之管见，恐贻笑大方，惟于利生事业广夏间，但添些许砖瓦耳。是为序。

乙未年正月 法密序于曹溪

密序

余久居兰若不涉世事，亦少与人交往。十年前偶遇丁、吉与之结缘。因慕其伉俪质朴清雅，结成方外之交。余偶有来深圳，必与之相邀品茗茹素，畅叙人生。

素闻丁师少时习武，多访名师。勤加习修实践历二十余载，兼修武德，渐悟拳理。更可贵者，丁吉二师笃信佛法，游历名山大川，遍访缁门耆宿有道高僧，求学问道，参究禅法，历经磨砺，渐达其旨。自此，拳禅并举，内外兼修，遂有所得。理道一通，拳禅同根，进而在佛门特法大悲拳之基础上，糅合太极拳理，加以禅法宗义会为心法，独成一系。故其拳名曰：禅太极。

窃以为其拳法，动静结合，内外兼修。形、气、意相得益彰。习演中形态美之若舞，自然无拘，势如行云亦如流水，大开大合，绵延不绝，气势如虹，磅礴千里。行随心动，心由形显，展而无际，收而无极。动则鼓荡，静则寂然；内息柔顺，出入自然；心意恬静，内蓄空明。虽全不受古法条框约束，然拳能炼命，禅能见性，亦与古德贤武性命双修之理毫不违越。却更于习炼养生之际，豁达心体，广开智慧门路。为今人修养身心开辟了一条全新的路径。

余为槛外之人，对于拳道全然不通。虽倚身宗门，饭食于斯，惜自愚钝，虽苦志参究，尚未能了断自家事。纵有济世之心，却无济世之力。今见丁吉二师能以我佛慈悲济世之旨，巧运世间养生之方便，推广般若之真实，普利群机，度化愚蒙。余身心踊跃，甚为欢喜赞叹！遍观今人，普为名利财位，事业生计。劳心伤身，镇日惶惶。烦恼无尽，无有了期。加之不信因果，不明乐由善集，苦从恶感之理。不思一善，广为诸恶。虽勤求乐果，乐果渐远，求之不得其苦倍增。虽不乐苦，苦受频仍，身心焦煎备受苦楚。复由有惑业相牵，周而复始流转于生死轮回之际不能出离，极其令人嗟讶！

余今冀望于二师之禅太极，以修养身心之世间法都摄有情，以出世间清凉禅悦甘露普飨世人。与其说教拳，不如说是教人以正确的生活态度。令世人以拳养身，以禅养心。令善根浓厚者于演练拳法的同时，体悟世间真谛，窥破烦恼，顿悟无生，了知缘起因果虽空无实性，然有感果之作用；中者，令了知烦恼无实性，唯是业果招感，使心境平和，不怨天尤人，增强造善堪能及解决问题之心力。最下者，亦要使其得身心健康的同时，诸恶莫作，众善奉行，思以此身心回报社会，利益人群。为创建和谐社会、人间净土做不懈努力。如若如此，方不负此拳之名。

余受二师嘱托为新书作序，怎奈才识浅陋，参修不精，遂难尽陈拳、禅精义，惭怵之至。唯祈有缘学人日后精修，禅拳圆融，身心获益。普愿六道慈母有情，同发善业，共出轮回；世界和平，祖国富强，人民安乐，一切吉祥，是所至祷！即此为序。

曹溪师子 法密 谨序

二〇〇六年暮春 于曹溪南华禅寺

目　录

第一篇　禅太极功法体系

禅太极概述

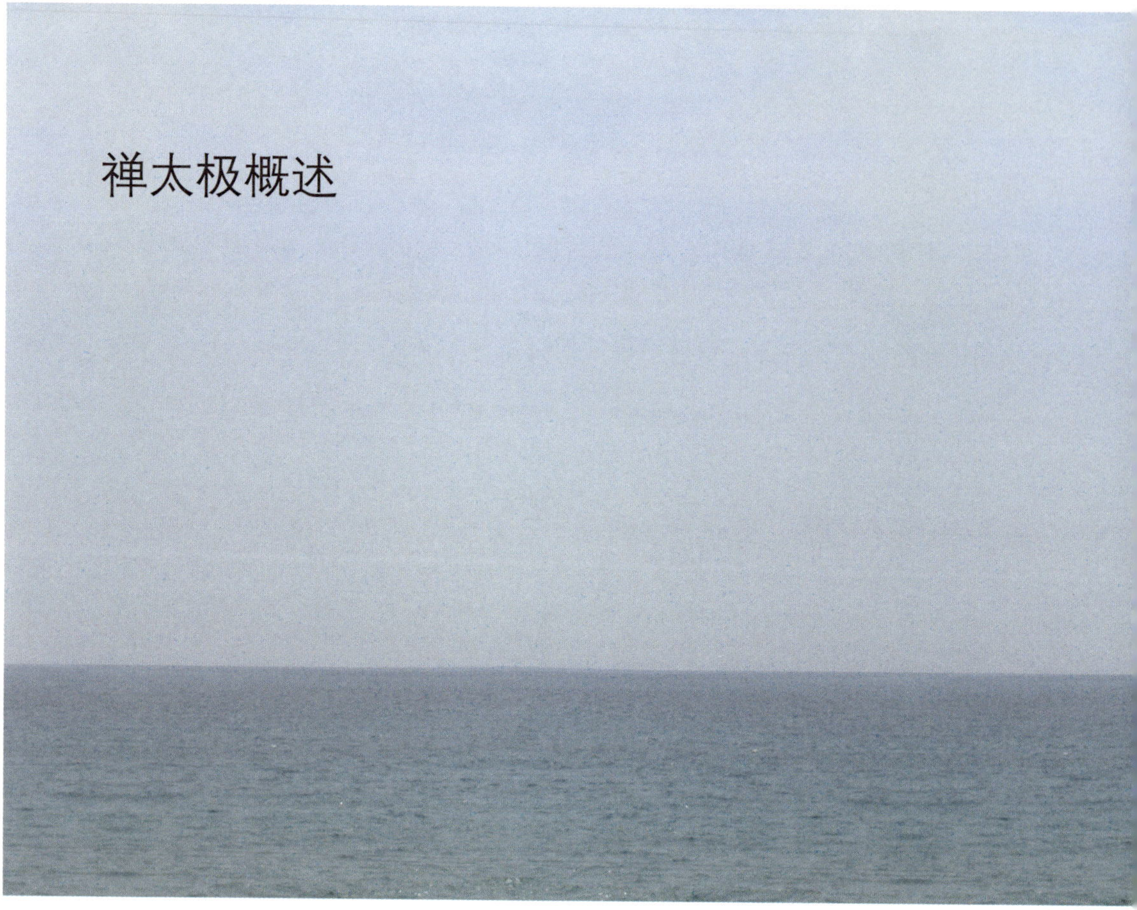

禅太极是一套深受广大群众喜爱的大众养生功法，目前在世界各地都有禅太极的练习者和受益人群。禅太极是慧光居士根据秘传佛门大悲陀罗尼拳演化创编而成。

禅太极主要有坐禅、立禅、禅拳、禅手、禅舞以及禅棒、禅板等辅助功法组成。功法的四大基石是：悟生活禅、修自然道、怀平常心、练般若拳。禅太极练习者习惯把禅拳称作禅太极，因为禅拳是禅太极体系中有形有相而且风格独特的动禅代表。另外，禅太极练习者也会把禅太极当成是自己的一种生活态度，用一颗无住的禅心去看世界、度人生。

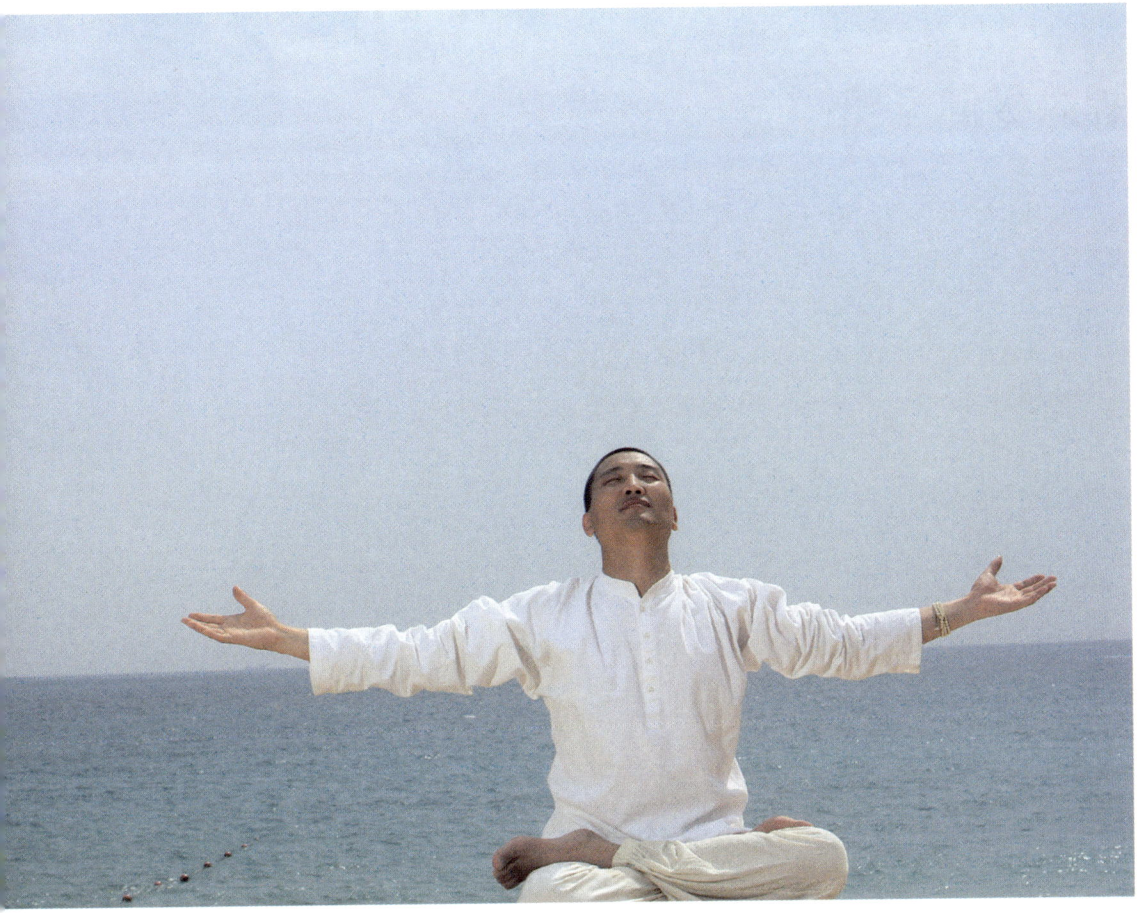

禅太极除了静禅功法外，动禅功法中的大开大合、大起大落以及地、水、火、风、空五相的千变万化，算是禅太极显著在外的风格特征，有心练习者都可以模仿一二。但是，禅太极最有价值的内在核心还是心法观想，息心静虑心息相依、静极生动动极归静、身随心动相由心生、禅拳不二身心合一，这些都需要专业的禅太极老师口授身传才能掌握其内涵。

禅太极是静禅、动禅、生活禅三禅归一，非常适合现代人快捷繁忙的生活节奏，有方寸之地就可以盘腿坐忘，有立足之地就可以立禅安心，有卧牛之地就可以禅拳不二。然后是把参禅练功融化到生活里，改善生活质量、提高工作效率，觉知乐活在每一个当下。长期坚持练习禅太极能够合理调节身心平衡，有效改善身心健康，加强提升身心力量。只要有一颗觉醒的心，其实随时随地都可以禅太极，禅太极既是练习的方法又是练习的结果，由内而外是禅太极，由外而内是太极禅。

禅太极健身棒

禅太极健身棒又名金刚禅棒、慧光禅棒，简称“禅棒”。习练禅棒也须手持一辅助工具：禅棒。

“工欲善其事必先利其器”，禅棒是禅太极功法体系中必不可少的一件辅助练功的道具，如法练习禅棒可以提升禅太极的品位和造化。同时，禅棒也是一套优良的养生功法，可以独立练习，同样能收到显著的养生功效。

“心有所想，身有所依。制心一处，无事不办。”是禅棒的心法要领，“推摩滚按，牵拉导引。吐故纳新，伸筋拔骨”是禅棒的身法要领。最后是“身心合一，骨正筋柔”。

禅棒形似佛门法器金刚杵，寓意降服心魔、驱除病魔，一般用檀木、楠木或花梨木等红木制成，使用起来手感细腻还带有淡淡的原木香味，很容易引导练习者入静。禅棒方便携带、功法动作简单易学、可操作性强、随时随地行走坐卧都可以练习，是现代亚健康人群的福音、低头族们的最爱，对于人们日常不良生活习惯引起的颈肩腰腿痛、四肢麻木、眼睛干涩等等不适症状，敲打之间都见缓解改善。

古代禅门有“德山棒，临济喝，云门饼，赵州茶”四大宗风，这或许是成语“当头棒喝”的出处。当年德山宣鉴禅师拎着一条禅棒，打醒天下有缘人！当然，此禅棒非彼禅棒，德山禅棒是点人开悟的智慧棒，慧光禅棒是敲人养生的健身棒，前者为法器后者为道具。慧光居士有怀古之心，希望现代人能通过练习有形有相的健身禅棒，而感悟到无形无相的智慧禅棒。

禅棒功法图解

1. 抱元守一

双脚左右分开与肩同宽，双腿微曲成自然步站立；双手五指分开如怀抱满月，禅棒两端轻抵掌心平置于肚脐下方；双肩放松两肘外撑；虚心实腹，顺项竖腰；双目微闭，气息调柔；中正安舒，意守禅棒。如图 1

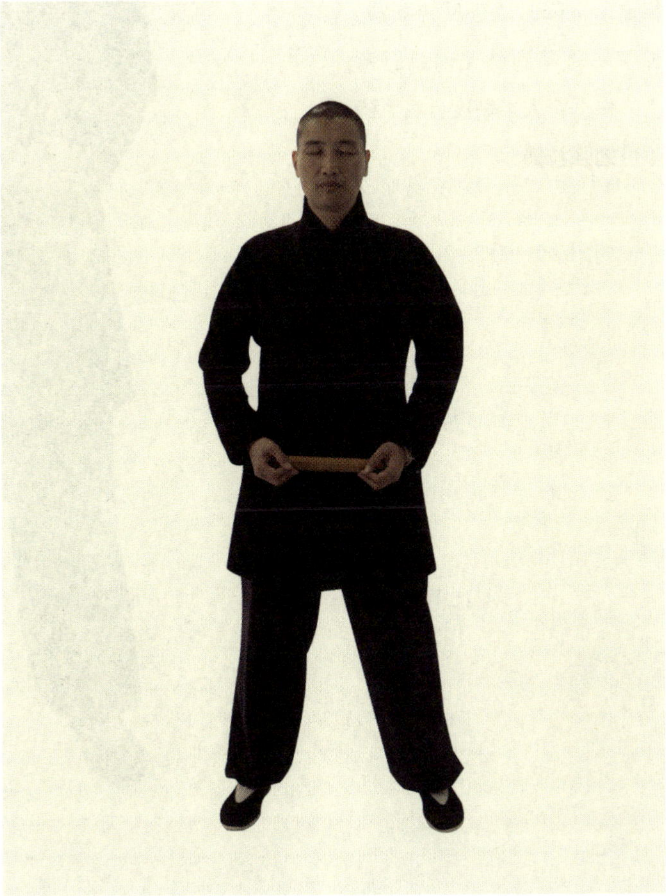

图 1　抱元守一

（以上动作练习 5 ～ 10 分钟，或更长时间）

2. 阴阳升降

接上势，静极生动周身温暖发热，感觉置身在大海之中，一举一动浑身上下都要有海水的阻力、浮力和摩擦力，胯、膝、肩、肘一前一后水平方向牵引身体，带动握禅棒两端的双手一上一下、一前一后画立圆；上升时如熊爬树，双手攀爬到头顶上方，眼神随禅棒走；下降时双手反转画圆，禅棒一直降到膝盖前或脚背上，根据个人柔韧度自然下降不可勉强拉筋。

如图 2.1~ 图 2.12。

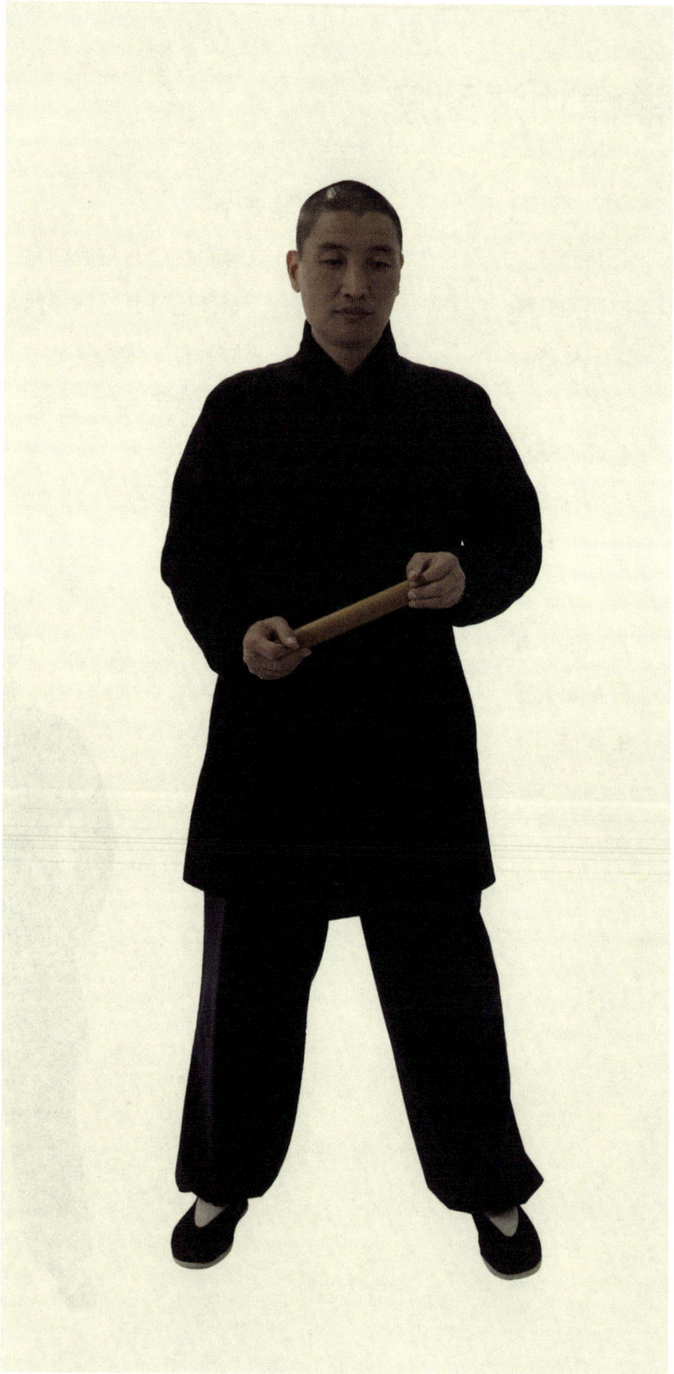

图 2.1　阴阳升降 1

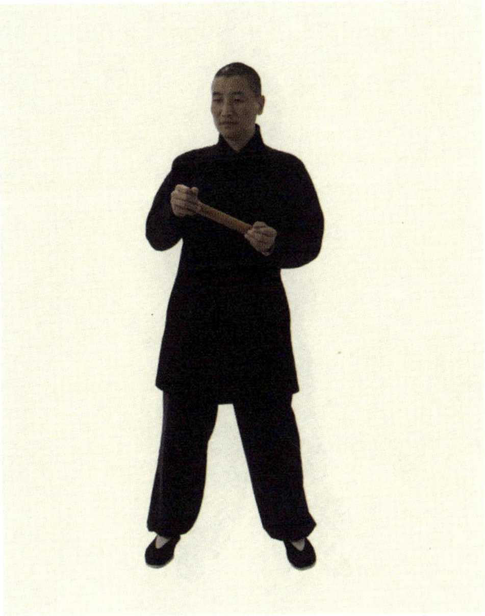

图 2.2　阴阳升降 2

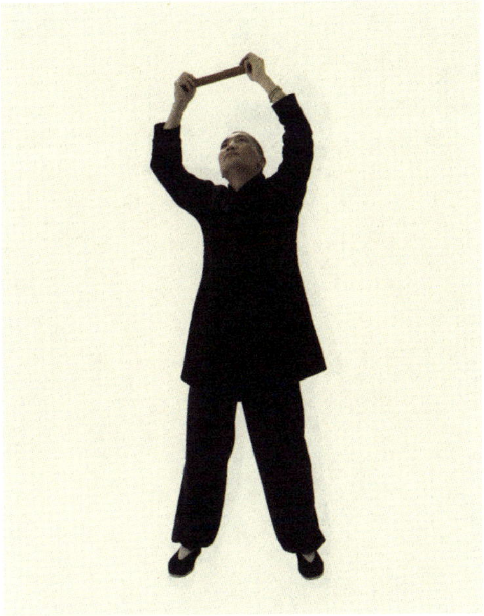

图 2.3　阴阳升降 3

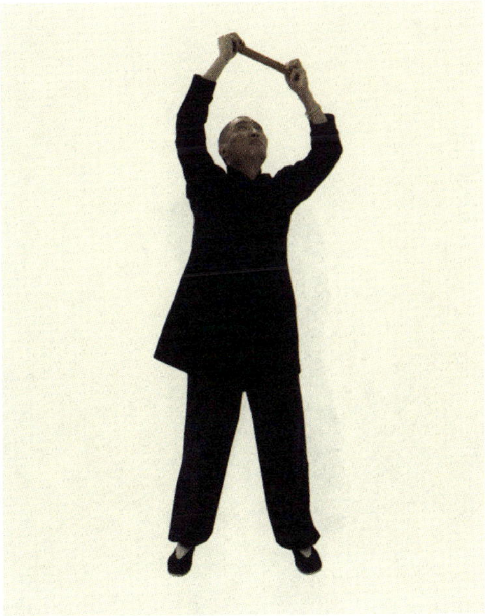

图 2.4　阴阳升降 4

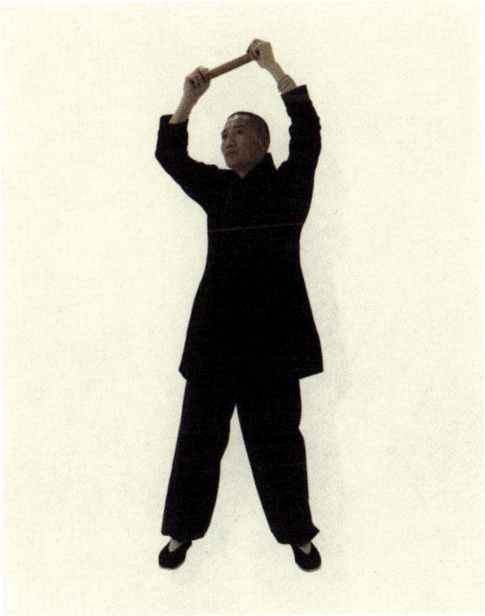

图 2.5　阴阳升降 5

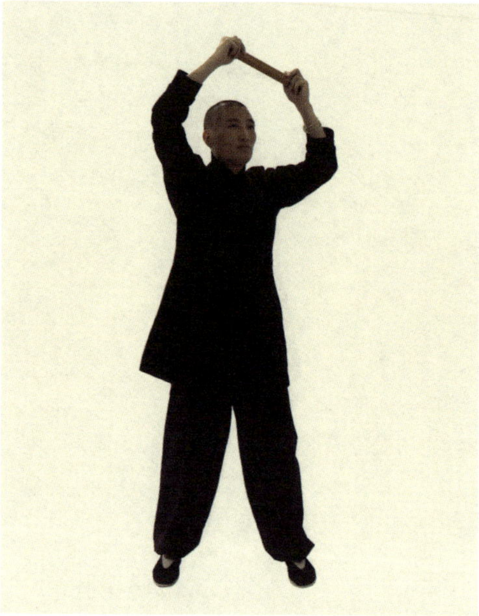

图 2.6　阴阳升降 6

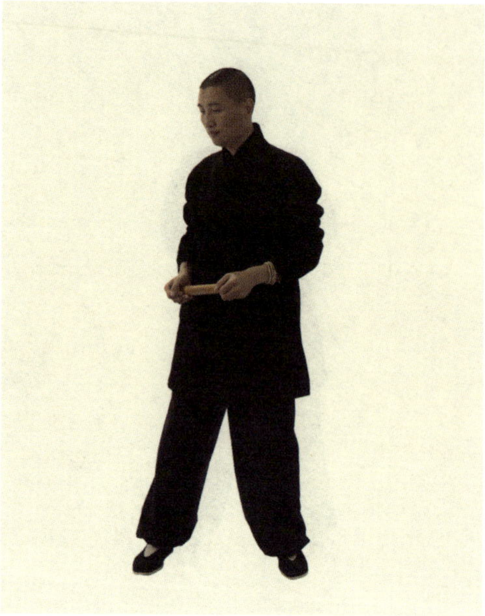

图 2.7　阴阳升降 7

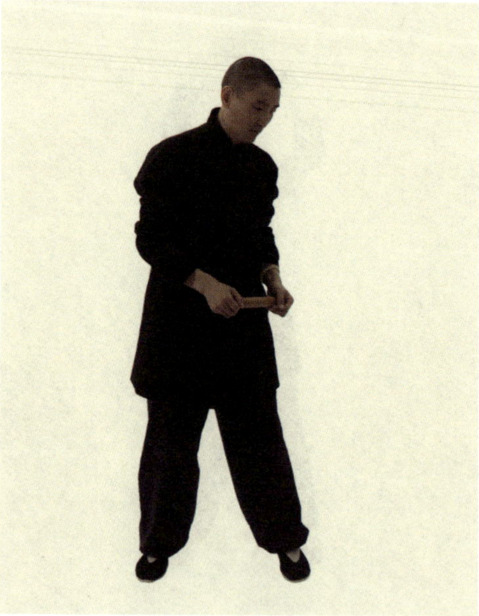

图 2.8　阴阳升降 8

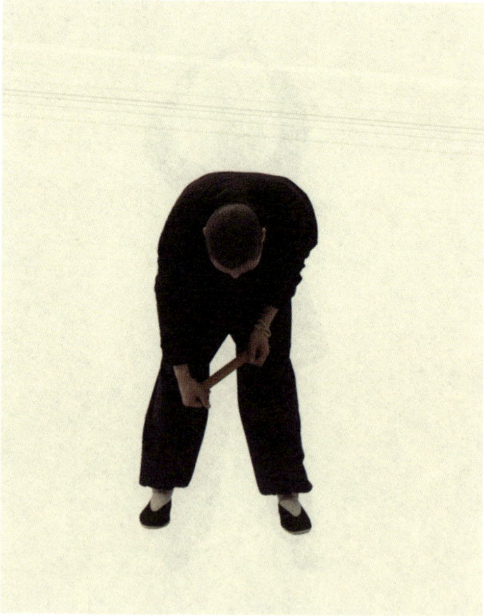

图 2.9　阴阳升降 9

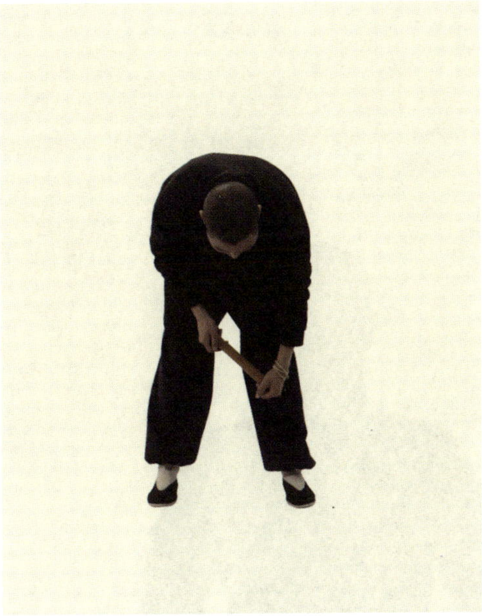

图 2.10　阴阳升降 10

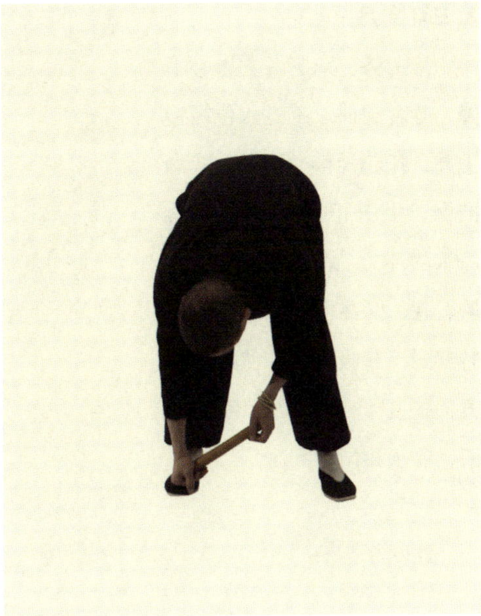

图 2.11　阴阳升降 11

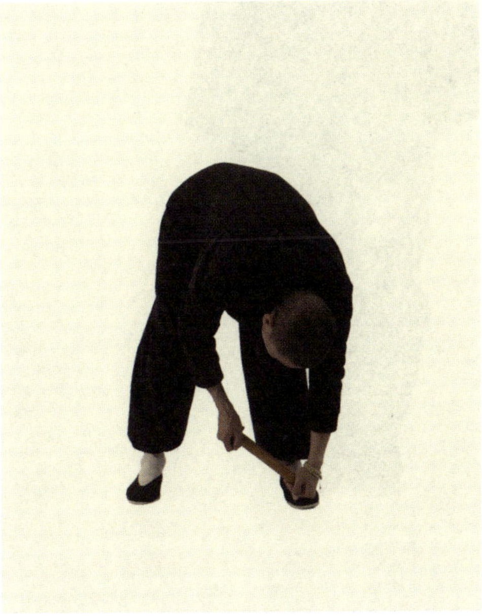

图 2.12　阴阳升降 12

（以上动作练习 5 ~ 10 分钟，或更长时间）

3. 三环套月

接上势，双脚并立重心下降，膝合腿曲；感觉水位缓慢上升，托起禅棒，左升右降画圆圈，上升下降时也要体会海水的浮力、阻力、摩擦力；胯、膝、踝高中低三个高度各转三圈，起吸落呼；然后，反方向高中低三个高度各转三圈，要领相同。

如图 3.1~ 图 3.23

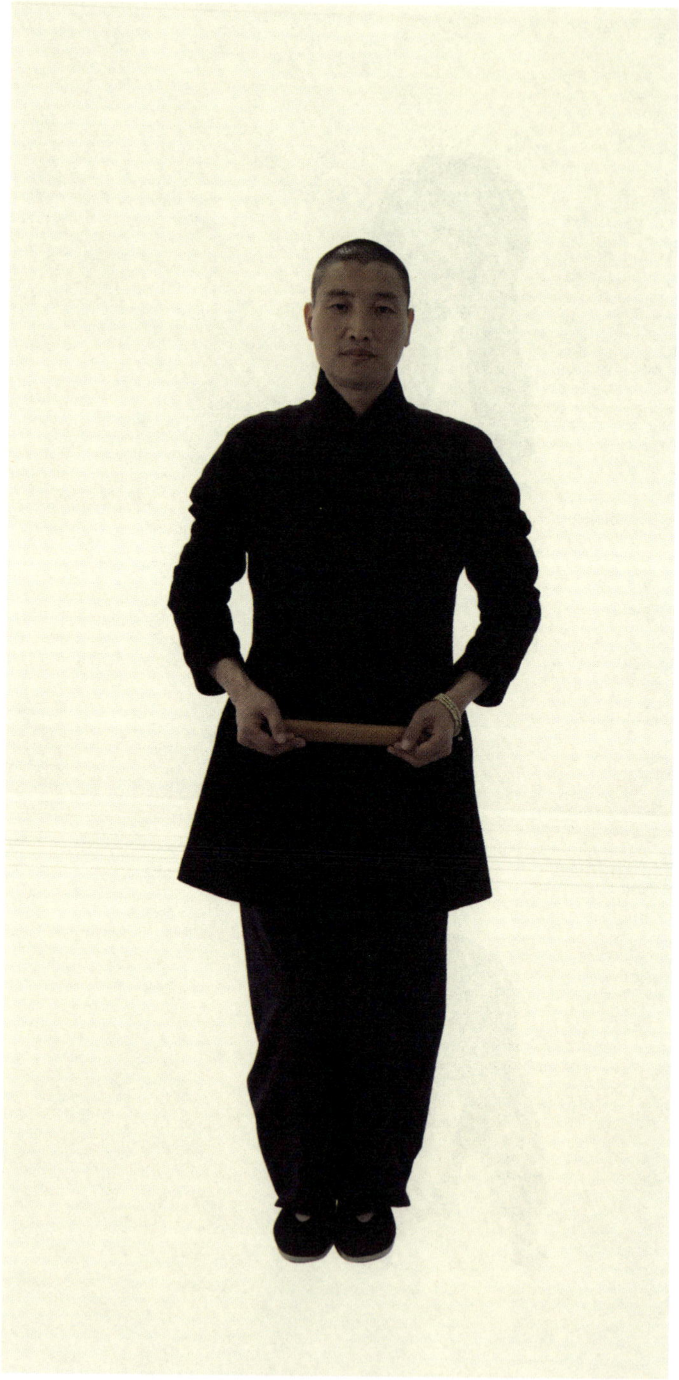

图 3.1　三环套月 1

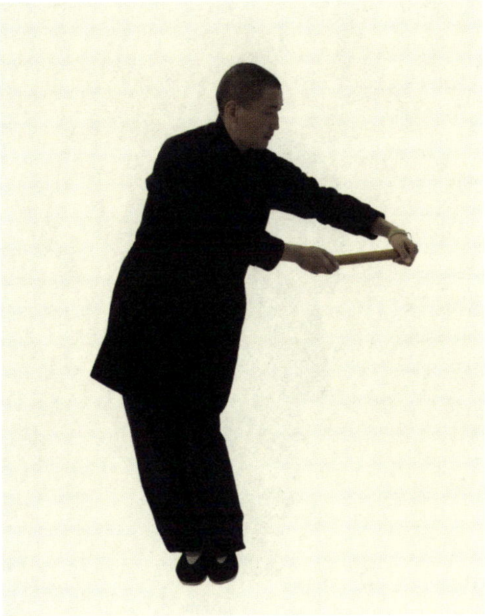

图 3.2　三环套月 2

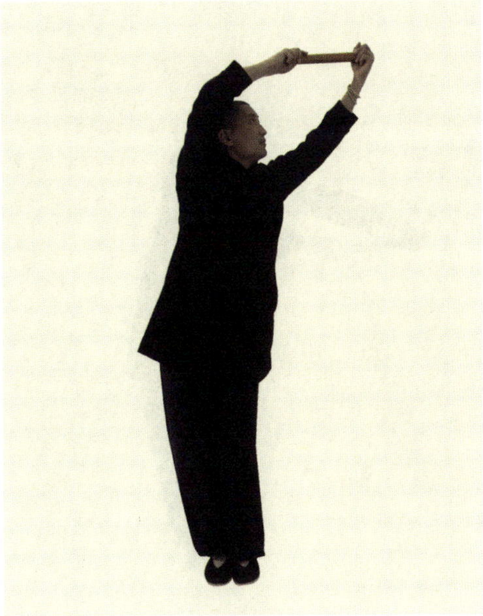

图 3.3　三环套月 3

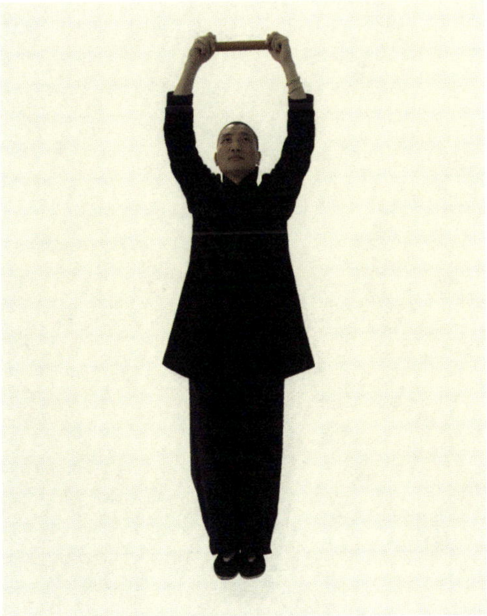

图 3.4　三环套月 4

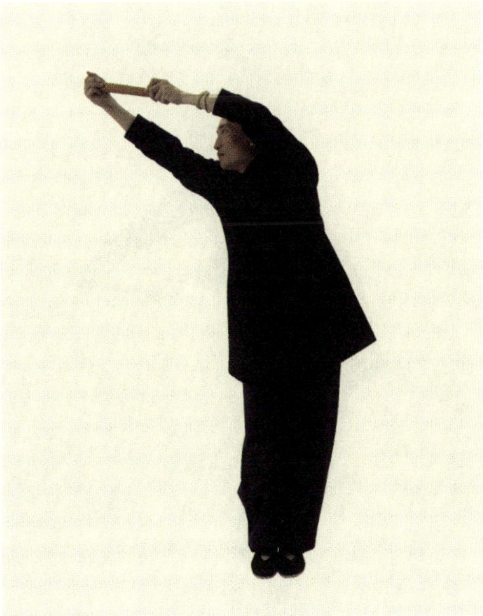

图 3.5　三环套月 5

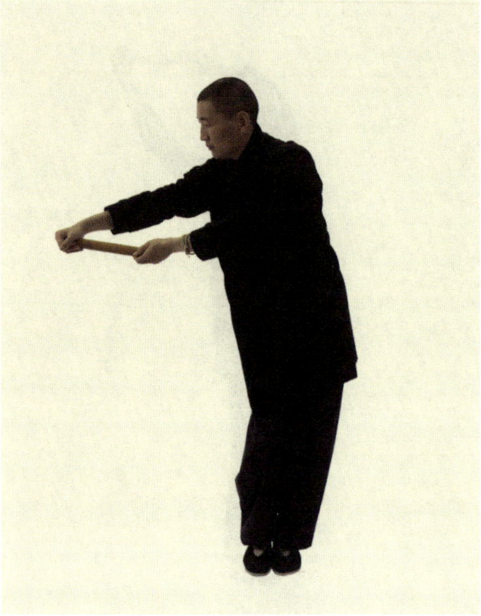

图 3.6　三环套月 6

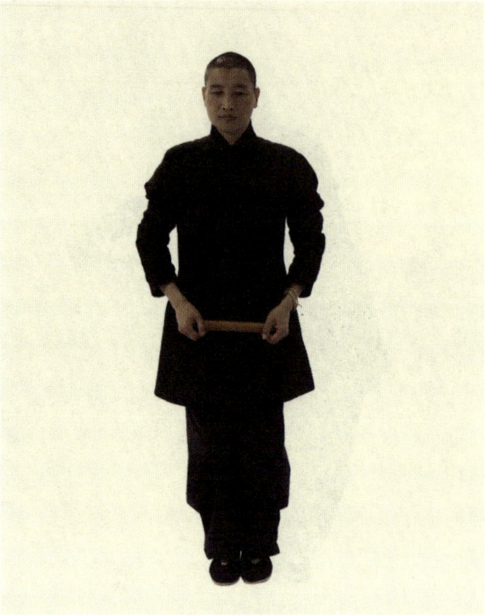

图 3.7　三环套月 7

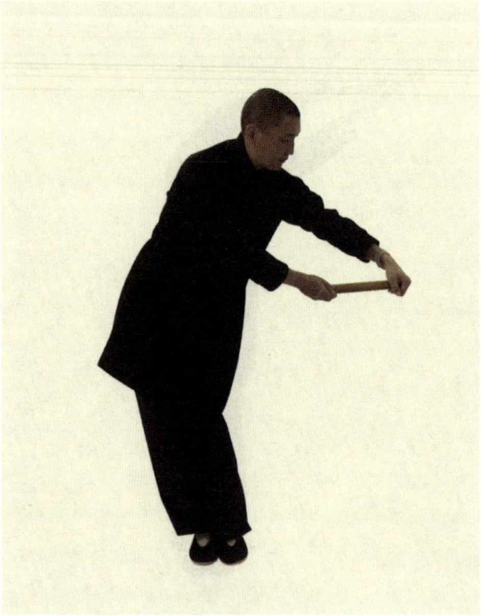

图 3.8　三环套月 8

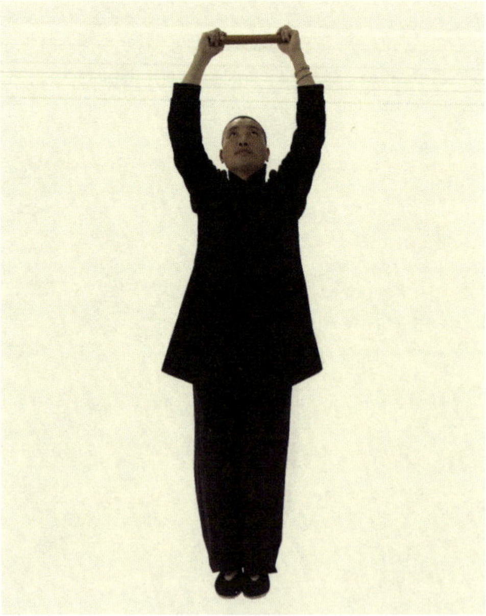

图 3.9　三环套月 9

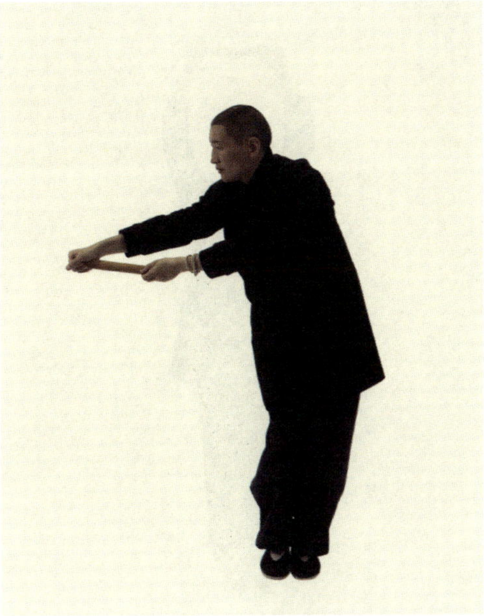

图 3.10　三环套月 10

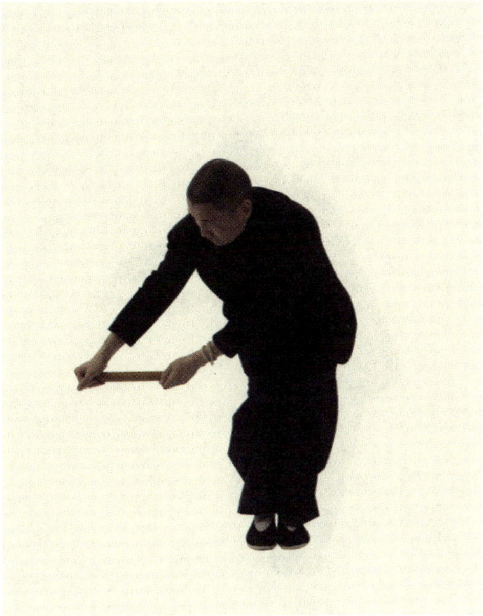

图 3.11　三环套月 11

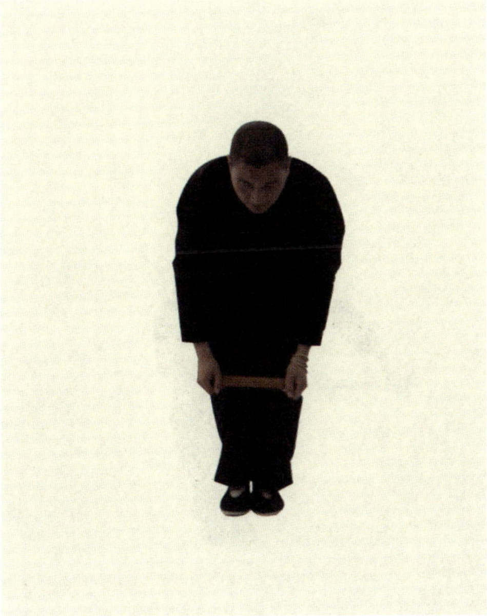

图 3.12　三环套月 12

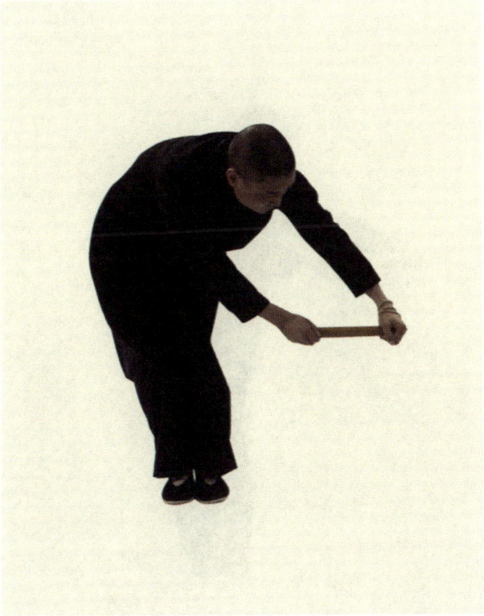

图 3.13　三环套月 13

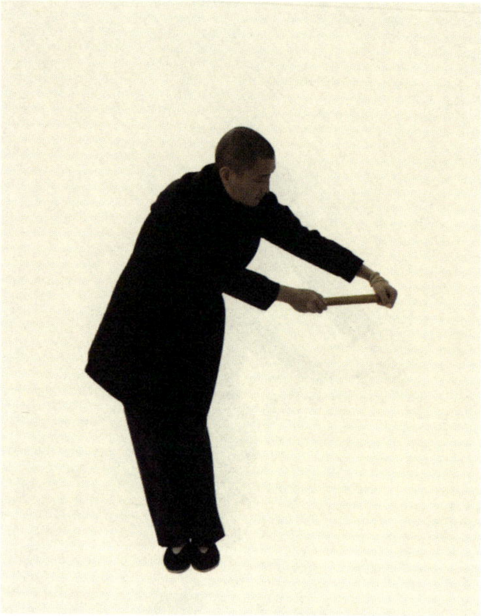

图 3.14　三环套月 14

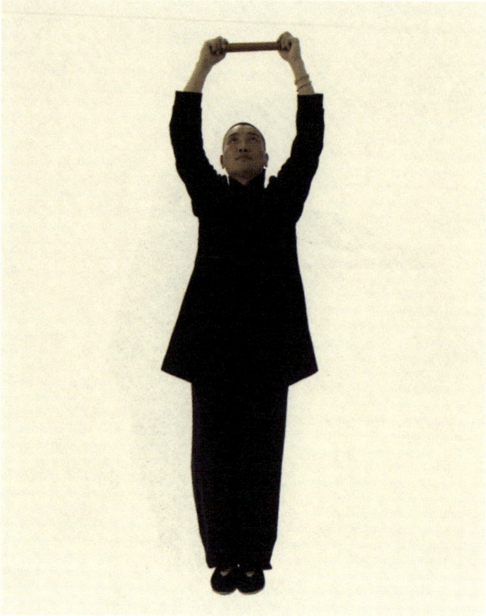

图 3.15　三环套月 15

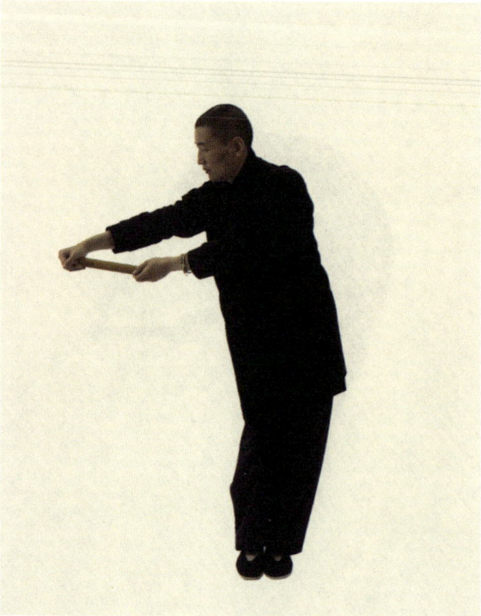

图 3.16　三环套月 16

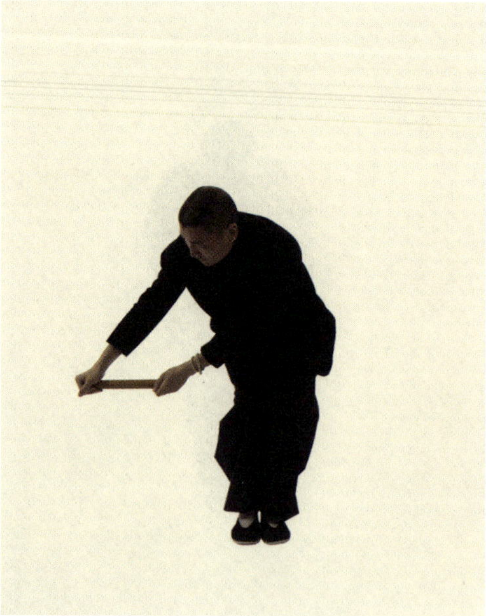

图 3.17　三环套月 17

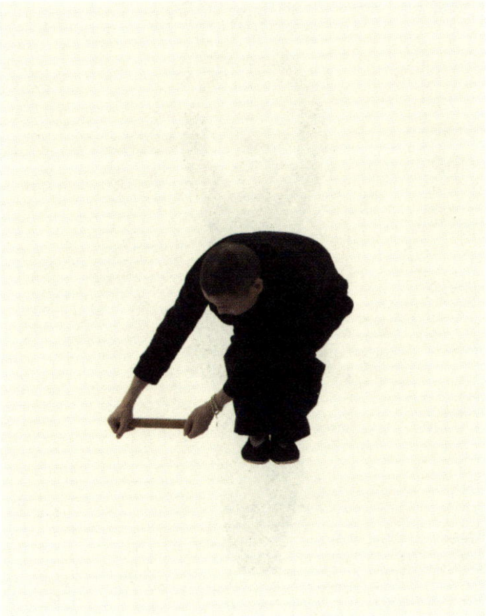

图 3.18　三环套月 18

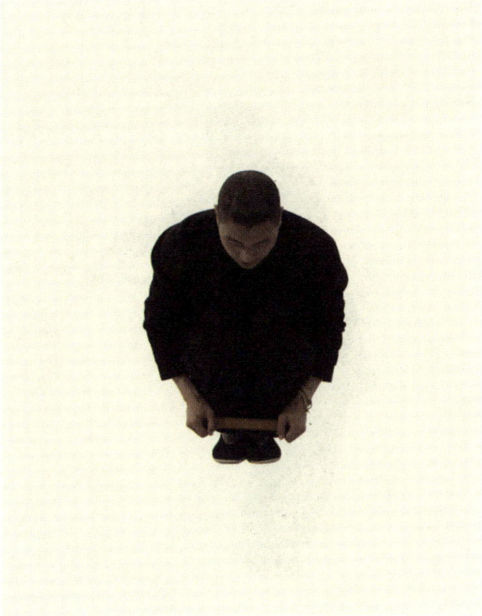

图 3.19　三环套月 19

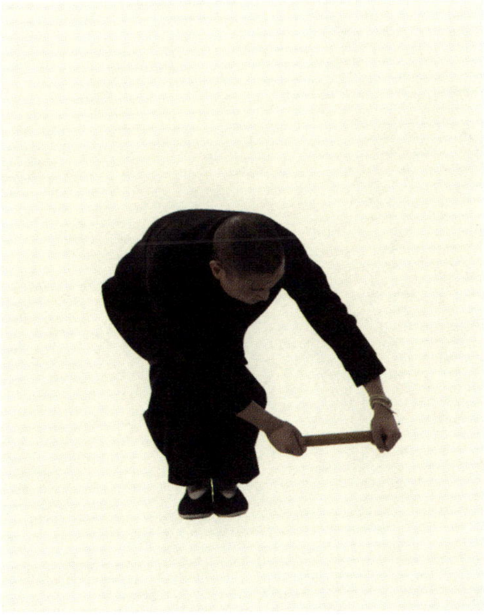

图 3.20　三环套月 20

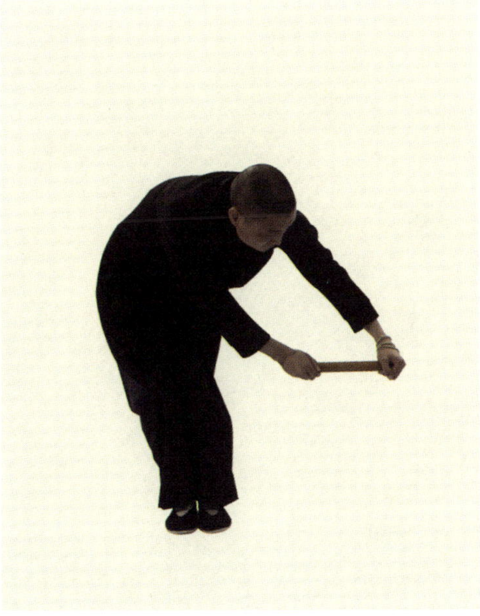

图 3.21　三环套月 21

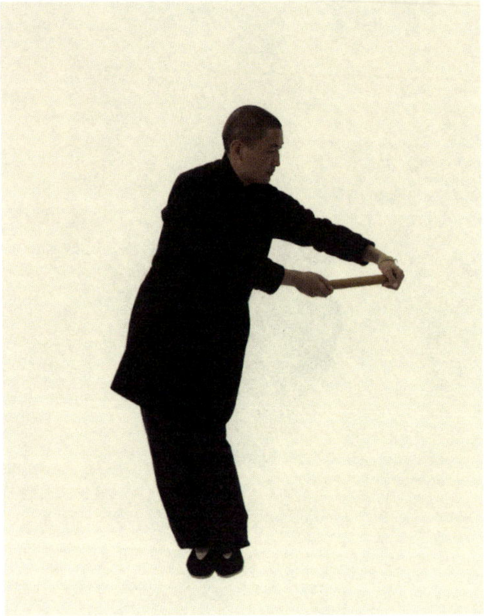

图 3.22　三环套月 22

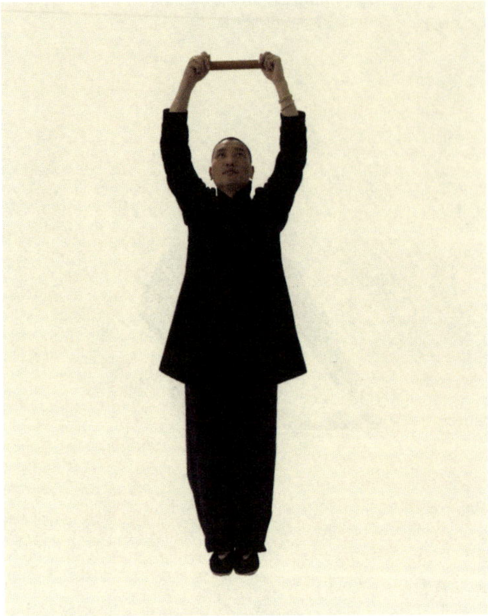

图 3.23　三环套月 23

（以上动作练习 5 ~ 10 分钟，或更长时间）

4. 随风摆柳

接上势，双脚左右分开成马步，双手掌心朝下握禅棒前伸至胸前。重心缓慢移至左脚身体左转 90 度，同时禅棒顺时针转动 90 度成竖直状态右手在下；然后重心再缓慢移至右脚身体右转 180 度，同时禅棒逆时针转动 90 度成竖直状态左手在下。

如图 4.1~ 图 4.12。

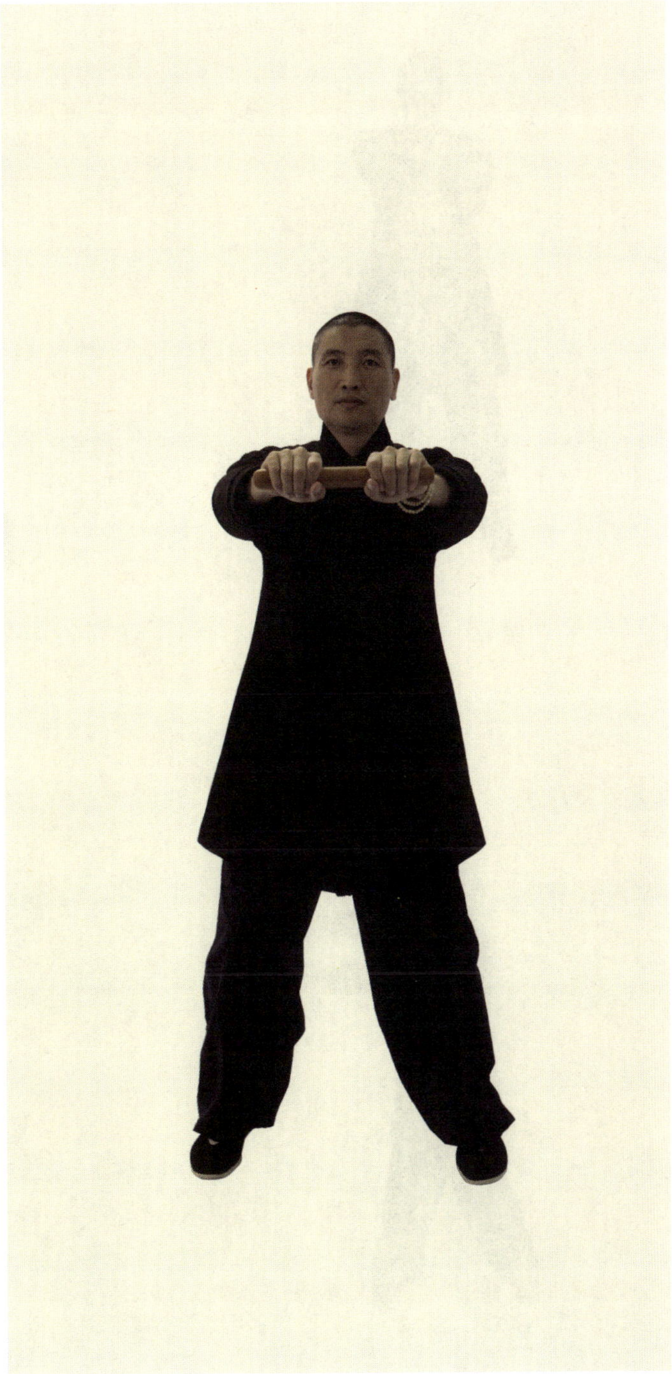

图 4.1　随风摆柳 1

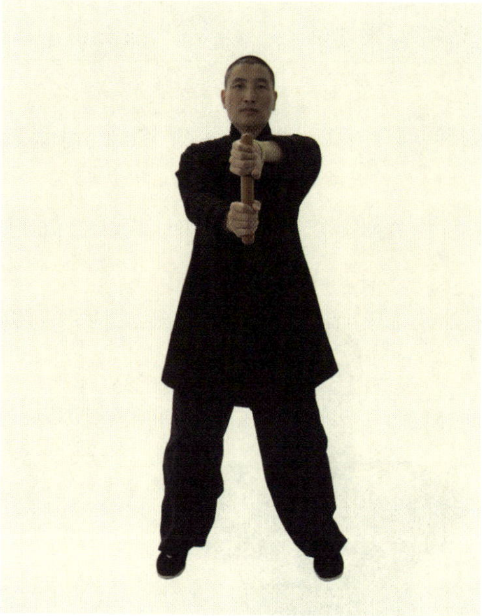

图 4.2　随风摆柳 2

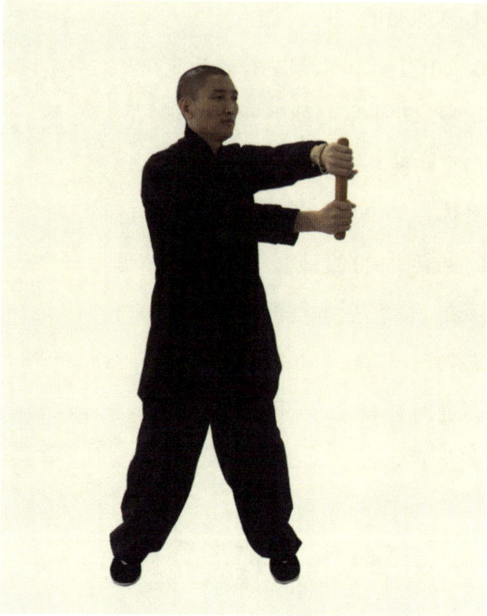

图 4.3　随风摆柳 3

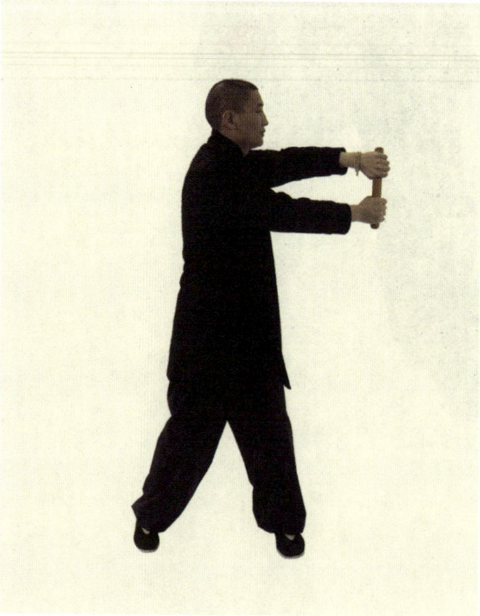

图 4.4　随风摆柳 4

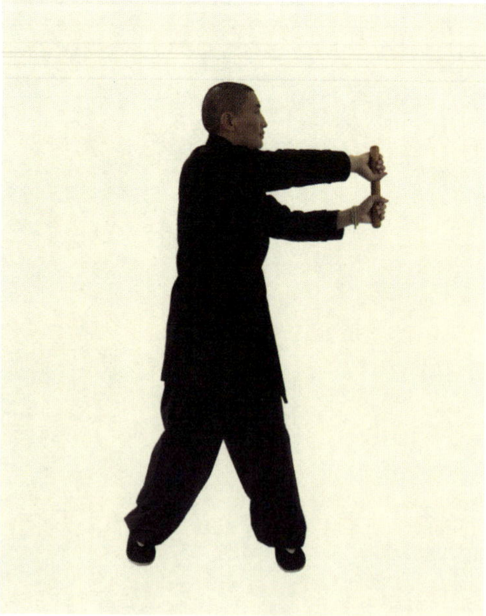

图 4.5　随风摆柳 5

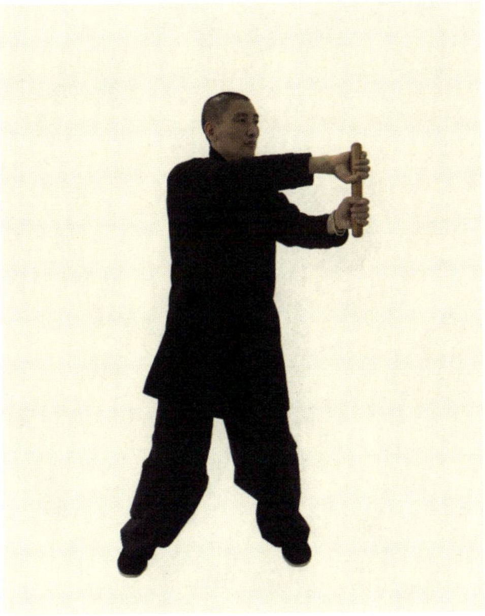

图 4.6　随风摆柳 6

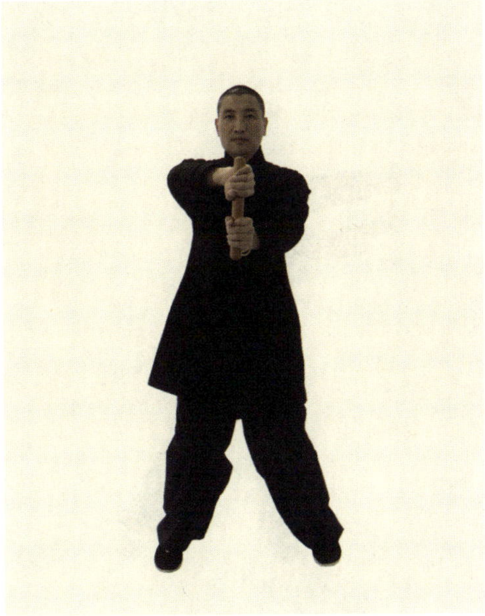

图 4.7　随风摆柳 7

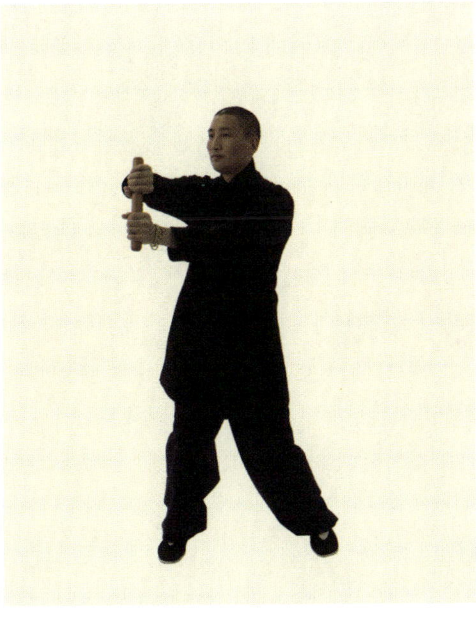

图 4.8　随风摆柳 8

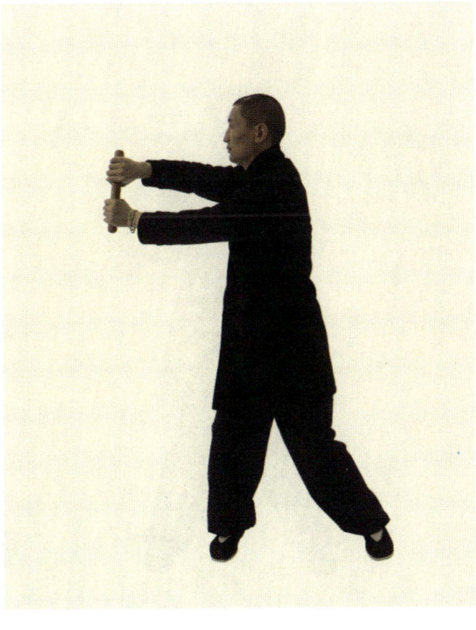

图 4.9　随风摆柳 9

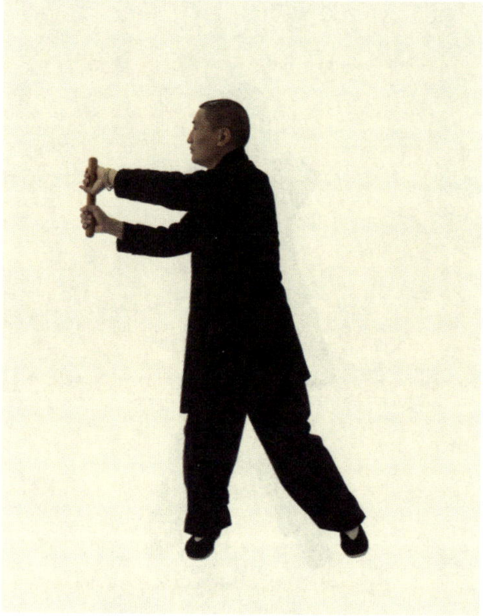

图 4.10　随风摆柳 10

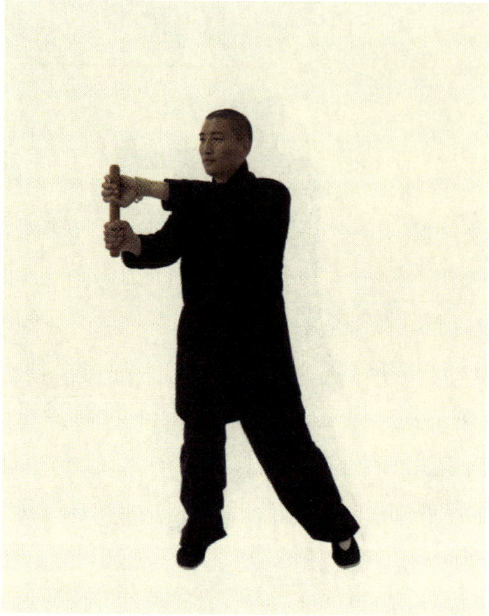

图 4.11　随风摆柳 11

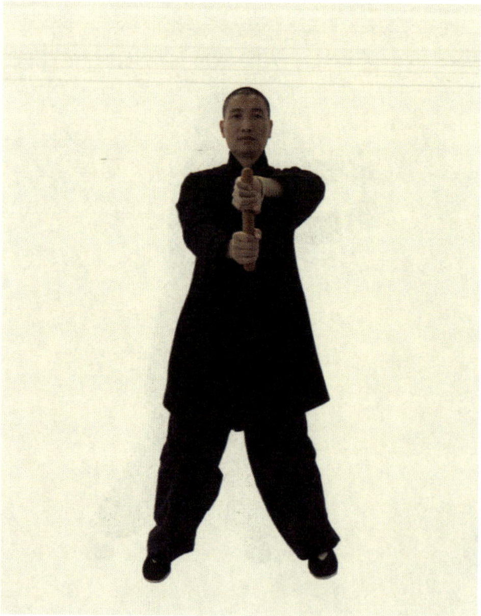

图 4.12　随风摆柳 12

（以上动作练习 5 ~ 10 分钟，或更长时间）

5. 高枕无忧

接上势，双脚并立重心下降，膝合腿曲，双手握禅棒两端平置在脖子后方，抬头上看（颈椎不好者幅度不要太大，也可以坐下来或者平躺着练习），站稳后缓慢转头左看，左耳挨到左手；然后缓慢转头右看，右耳挨到右手；左右各看三次后，面朝正前方，双目垂帘，心想脐下，注意呼吸。

如图 5.1 ～ 5.4。

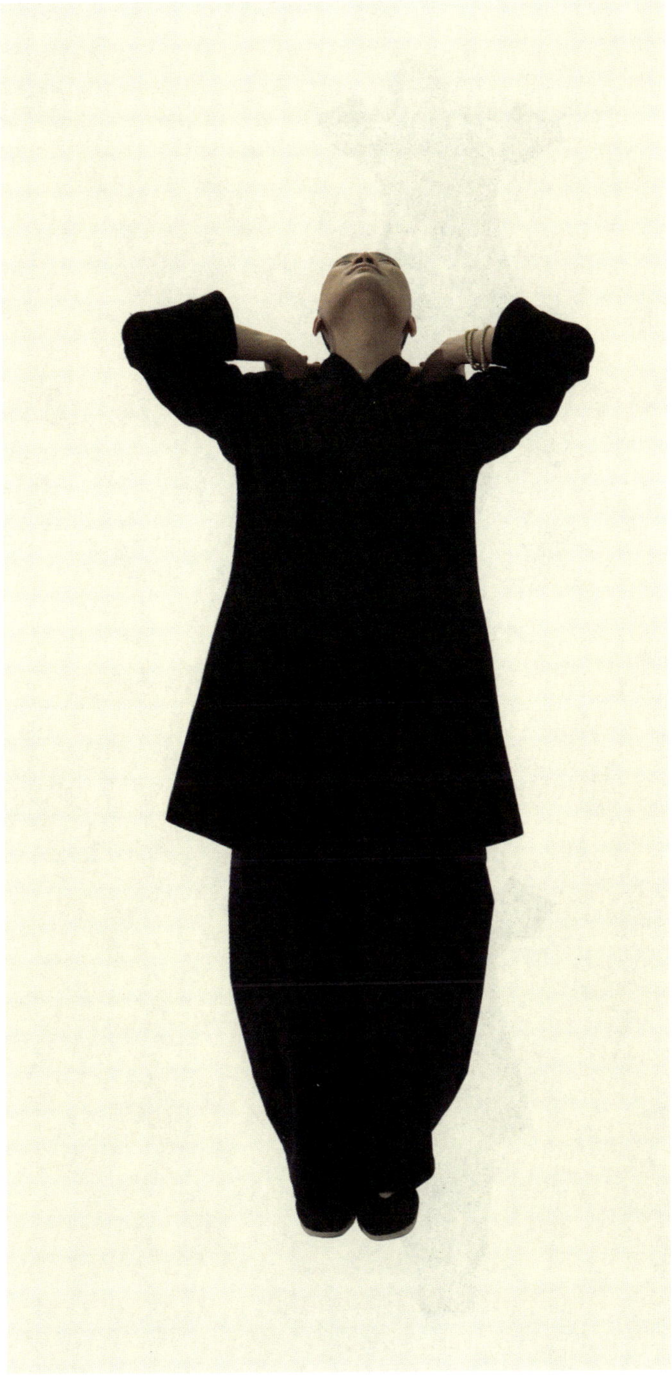

图 5.1　高枕无忧 1

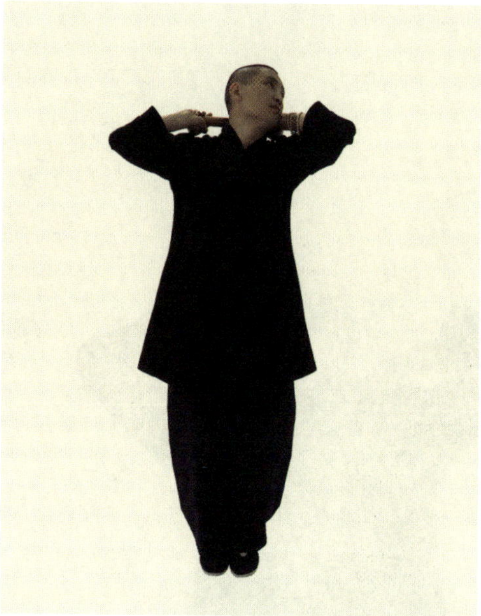

图 5.2　高枕无忧 2

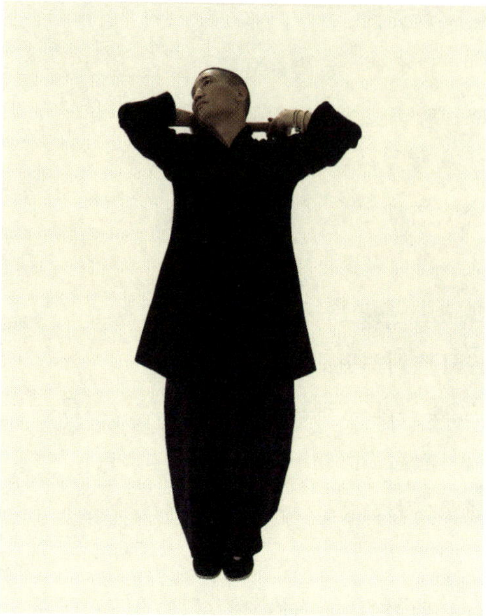

图 5.3　高枕无忧 3

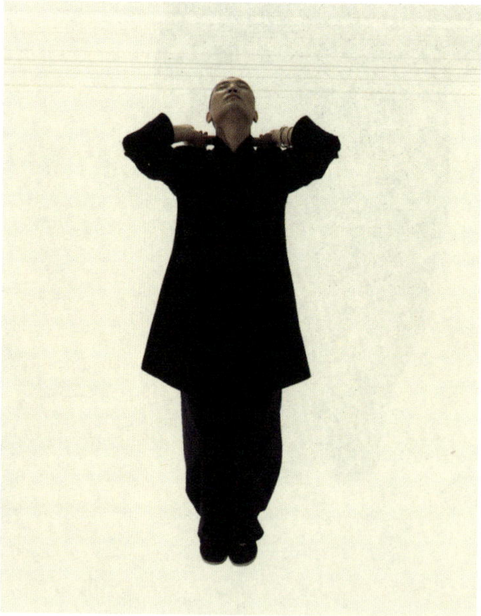

图 5.4　高枕无忧 4

（以上动作练习 5 ~ 10 分钟，或更长时间）

6. 倒驾慈航

接上势，双脚左右分开成马步，双手握禅棒平置在肚脐下方，然后重心向右移，右脚尖内扣，左脚尖外摆，成后坐步；然后右脚蹬地如篙撑船，推动身体缓慢前移成前弓步，禅棒随身向前下荡出稍许，禅棒不过膝尖垂线、膝尖不过脚尖垂线，后脚跟离地稍许；前左脚反弹蹬地借力，双手握棒如拉船桨身体缓慢后移成后坐步，前脚尖离地稍许；左侧熟练之后可以重心左移，扣左脚尖，摆右脚尖，换成右侧练习，要领与左侧相同。

如图 6.1 ~ 6.10。

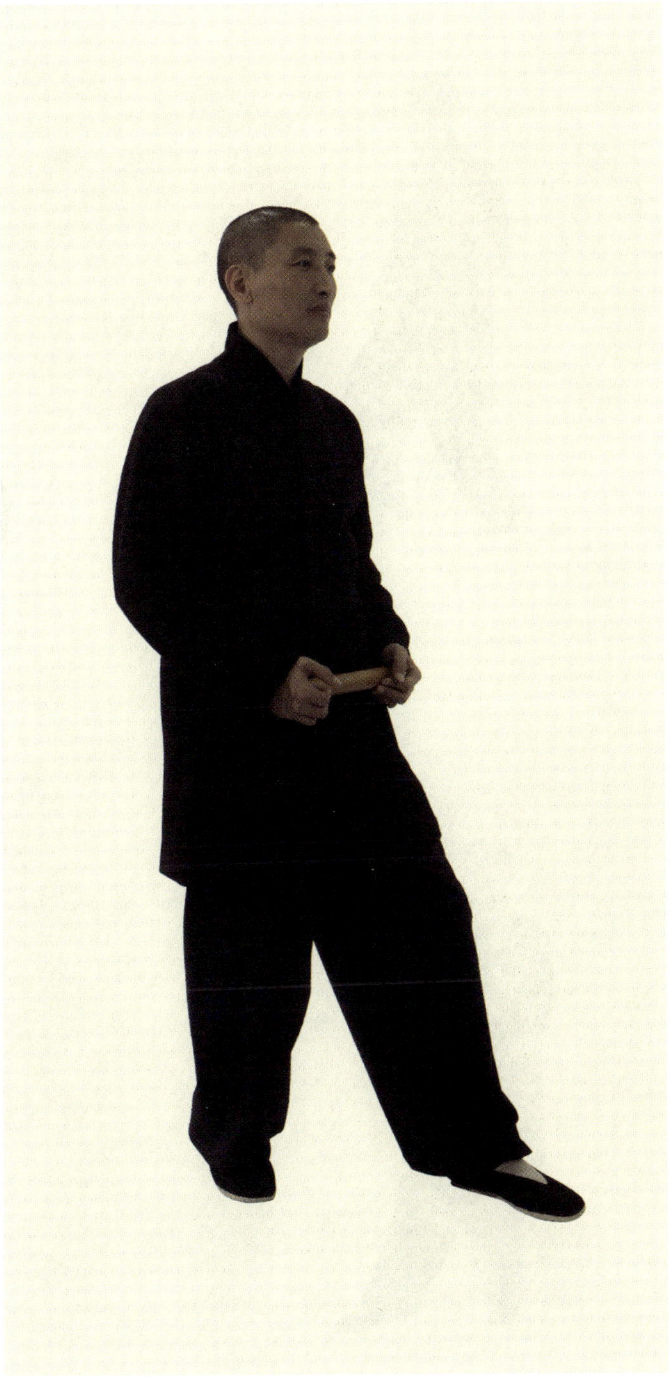

图 6.1　倒驾慈航 1

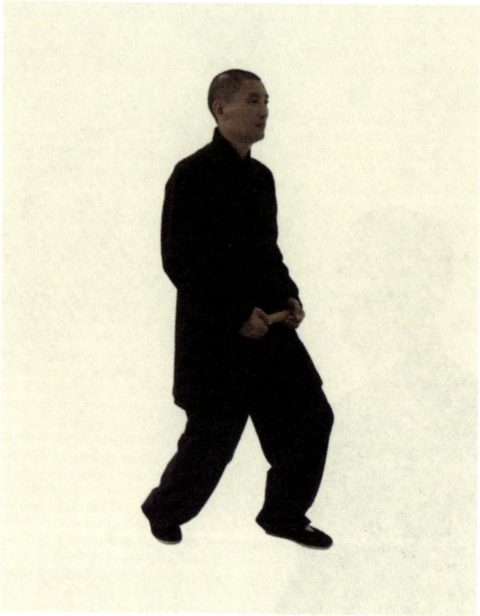

图 6.2　倒驾慈航 2

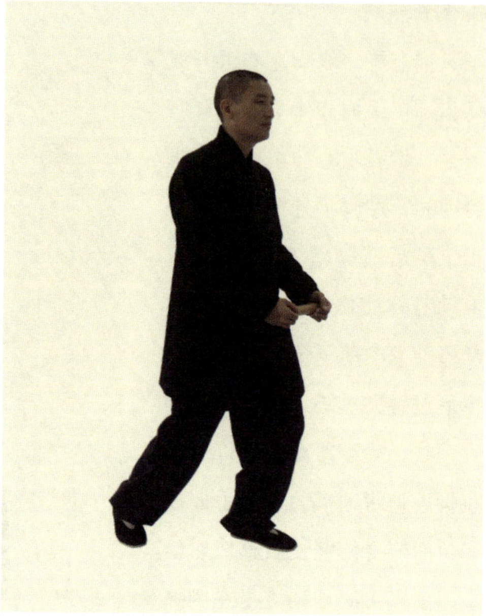

图 6.3　倒驾慈航 3

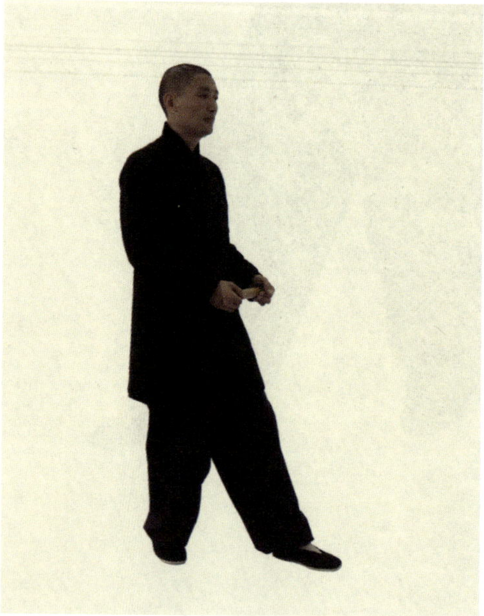

图 6.4　倒驾慈航 4

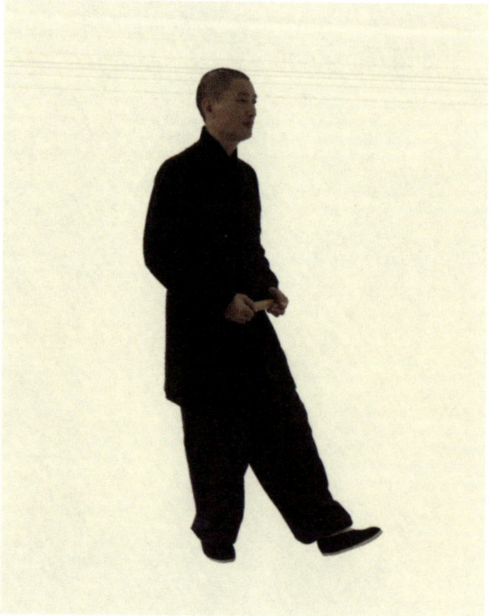

图 6.5　倒驾慈航 5

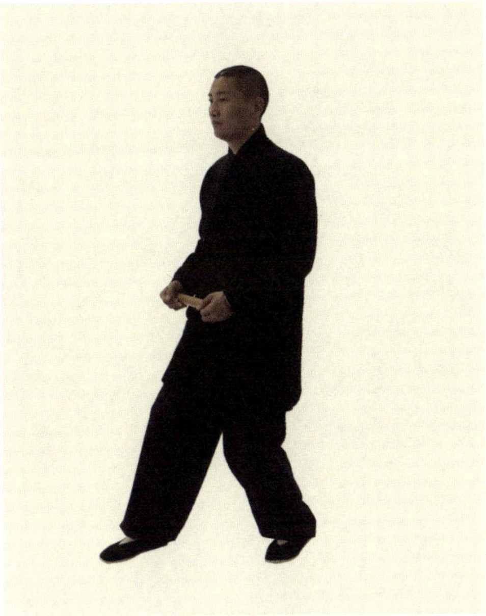

图 6.6　倒驾慈航 6

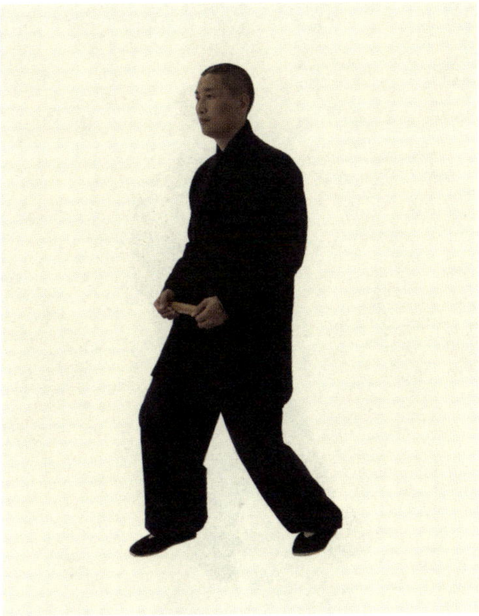

图 6.7　倒驾慈航 7

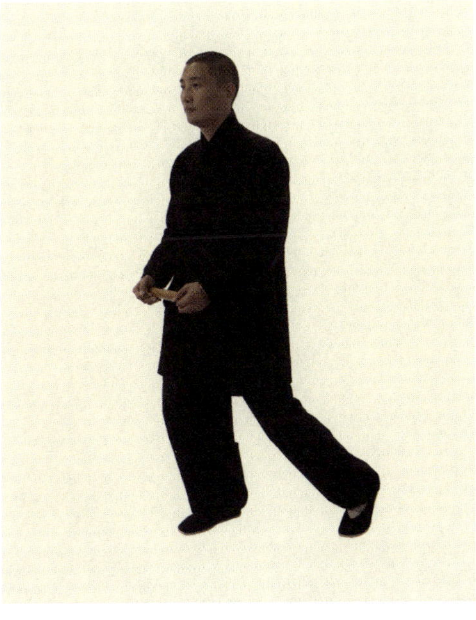

图 6.8　倒驾慈航 8

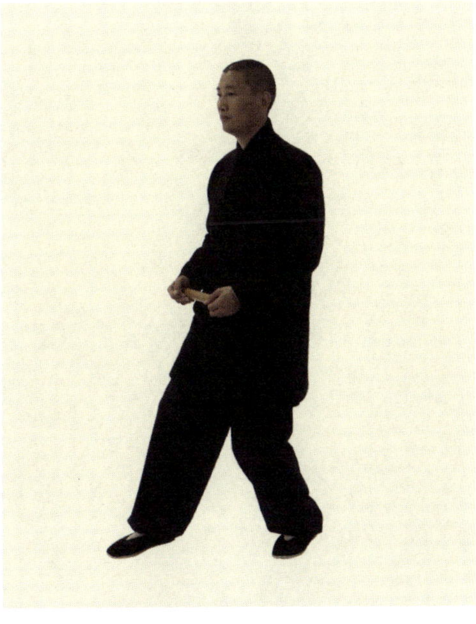

图 6.9　倒驾慈航 9

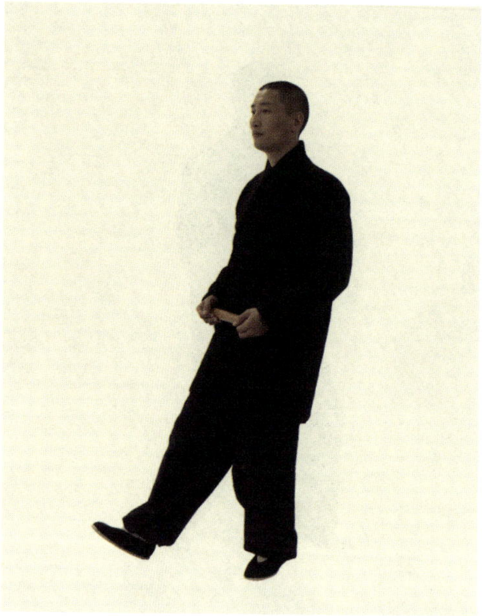

图 6.10　倒驾慈航 10

（以上动作练习 5 ～ 10 分钟，或更长时间）

7. 推陈出新

接上势，双脚并拢，双手握棒自上而下滚动心窝到肚脐之间数次，然后一直向下滑动推按到脚面；之后从左侧腋窝下推按到脚踝处。再从右侧腋窝下推按到脚踝处；左脚上前一步，从大腿内侧推按到脚踝处，右脚上前一步，从大腿内侧推按到脚踝处；推按背后腰部，一直往下推按到脚跟；右手在上左手在下摩擦肩背处，逐渐降到右手腕。左手在上右手在下摩擦肩背处，逐渐降到左手腕。滚动按压右侧腹部，滚动按压左侧腹部；滚动按压颈部的左右后方，梳理头部五经，滚压眉心，按压迎香穴，拨按双耳。

如图 7.1 ~ 7.62。

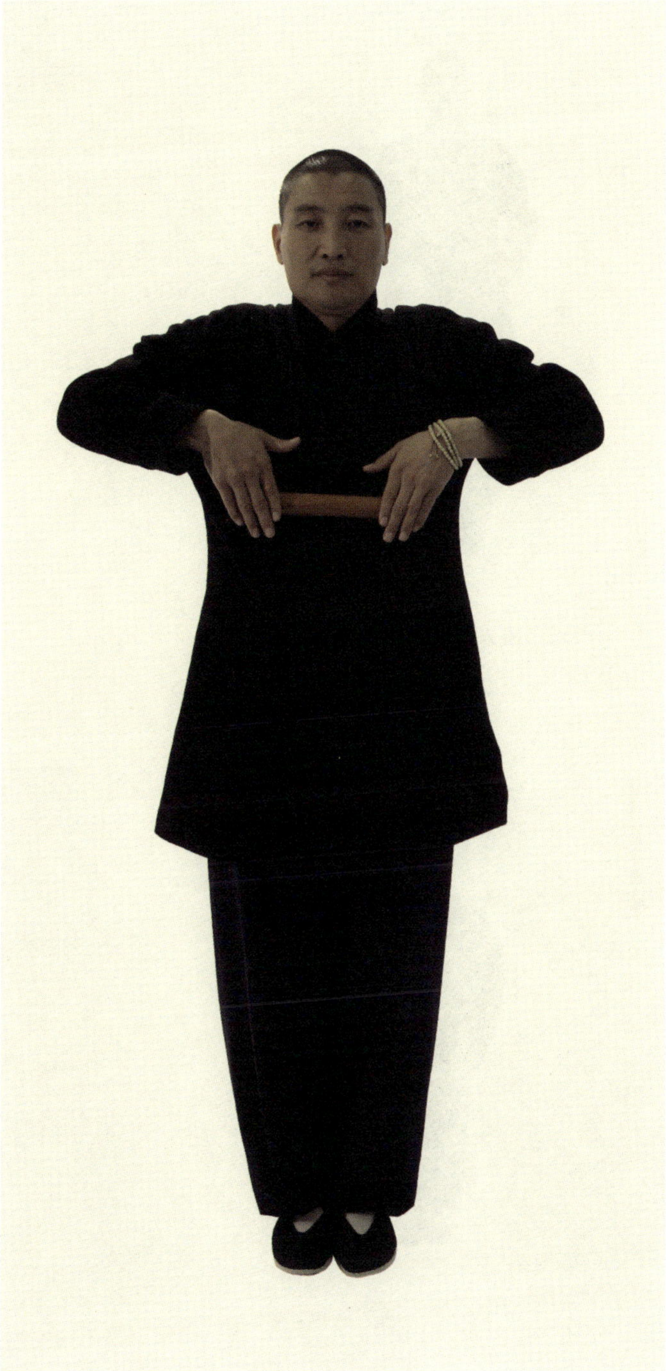

图 7.1　推陈出新 1

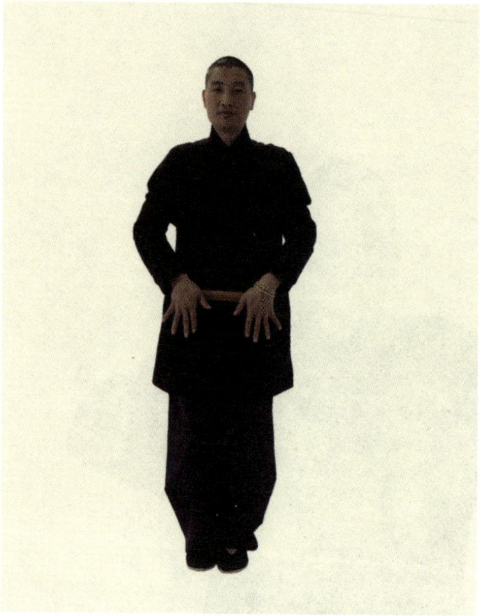

图 7.2　推陈出新 2

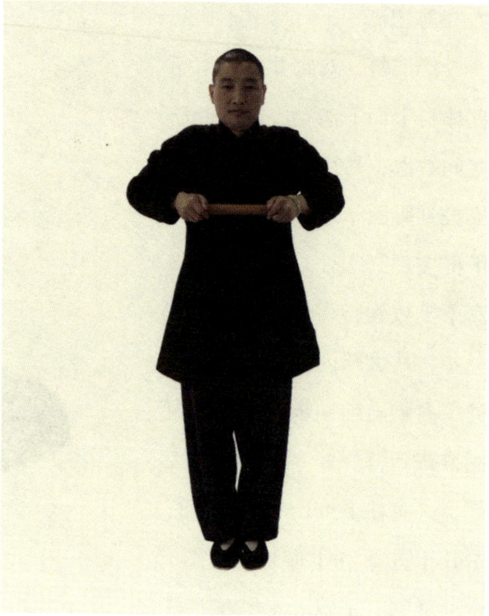

图 7.3　推陈出新 3

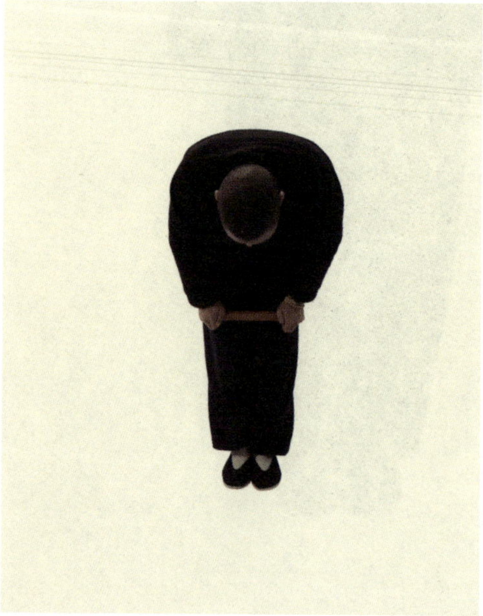

图 7.4　推陈出新 4

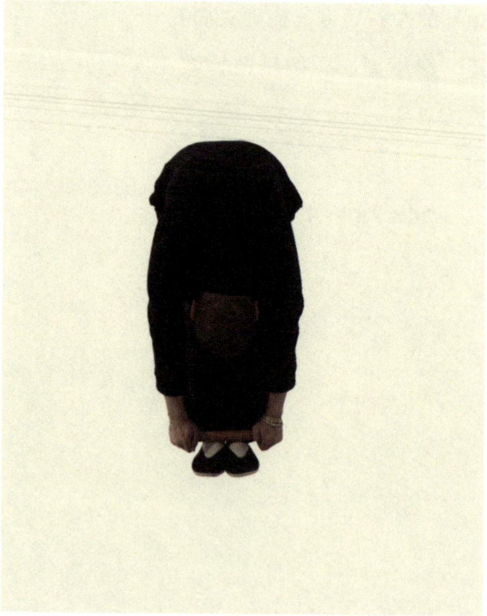

图 7.5　推陈出新 5

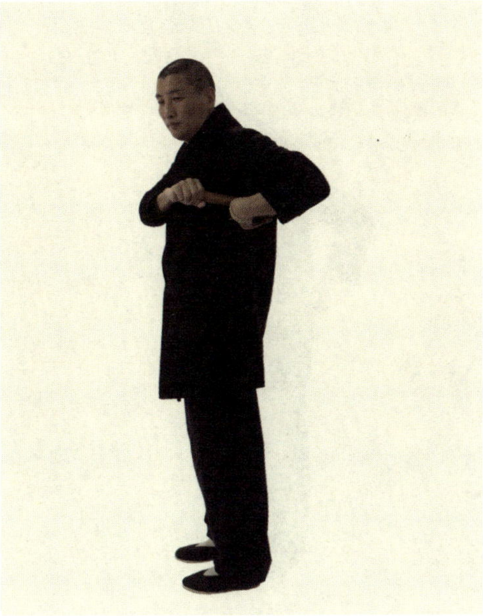

图 7.6　推陈出新 6

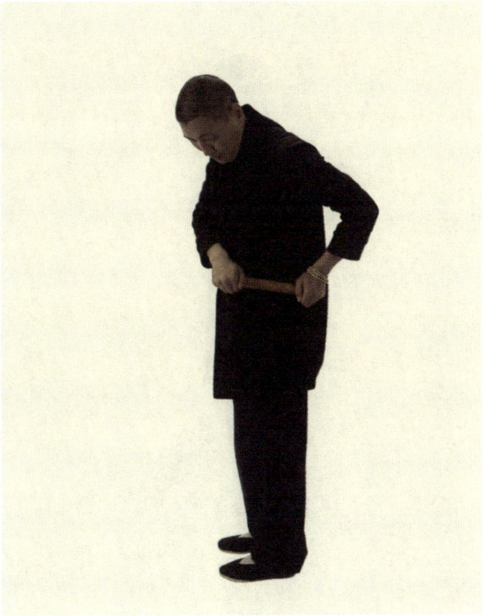

图 7.7　推陈出新 7

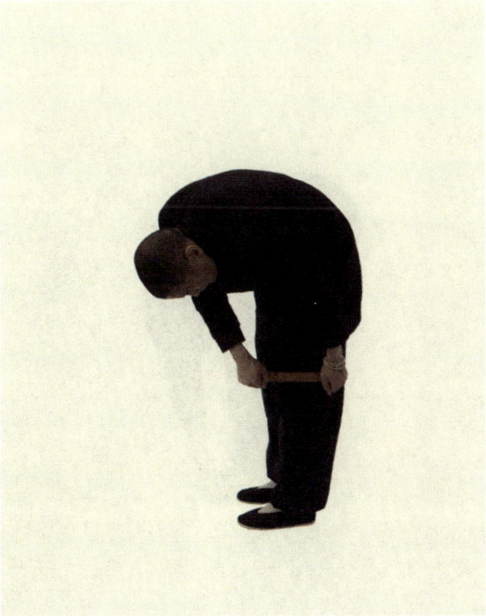

图 7.8　推陈出新 8

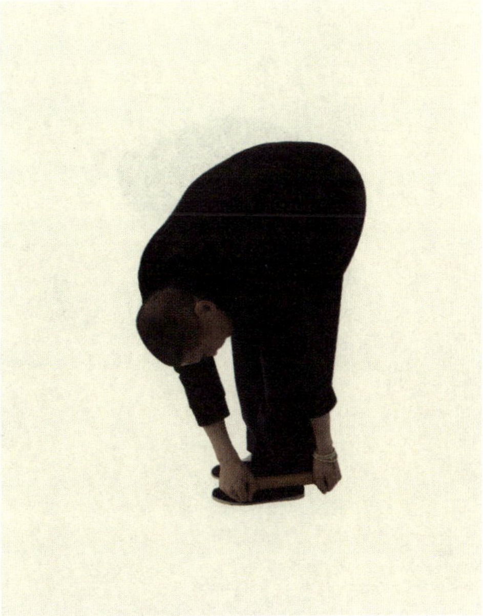

图 7.9　推陈出新 9

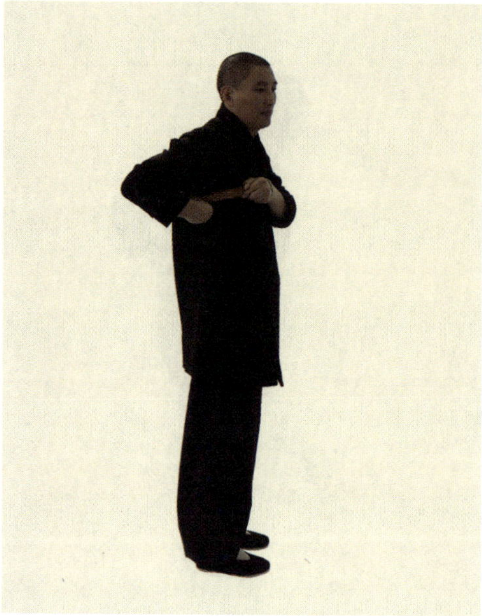

图 7.10　推陈出新 10

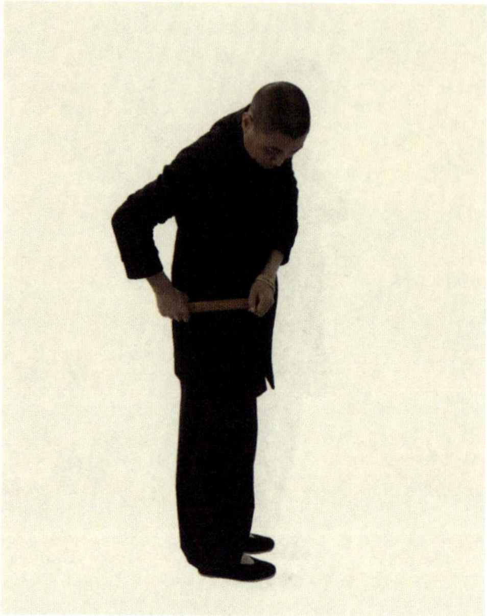

图 7.11　推陈出新 11

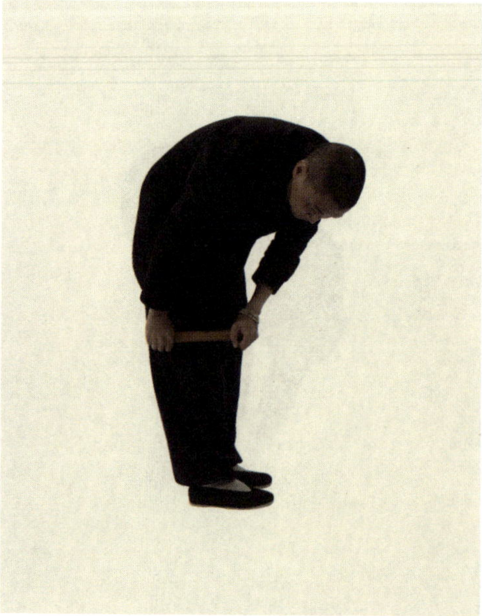

图 7.12　推陈出新 12

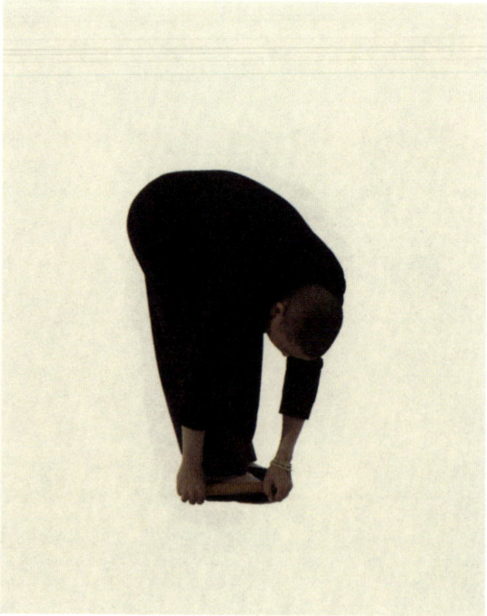

图 7.13　推陈出新 13

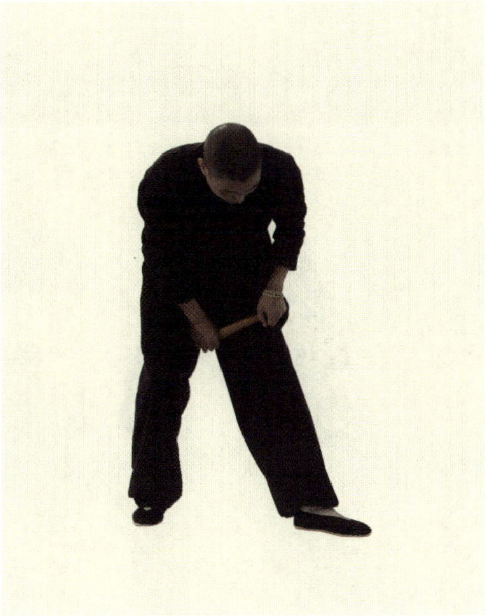

图 7.14　推陈出新 14

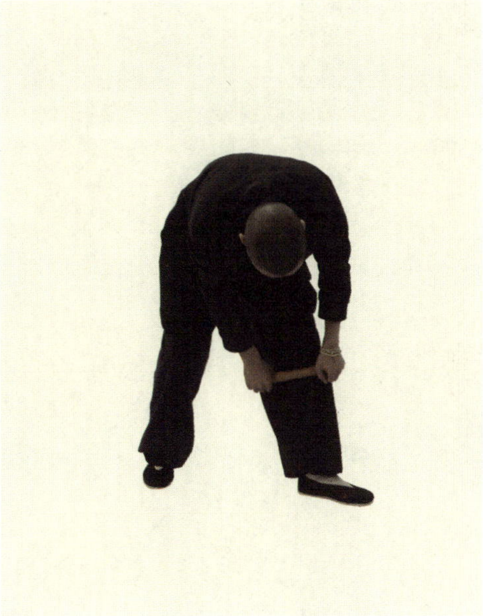

图 7.15　推陈出新 15

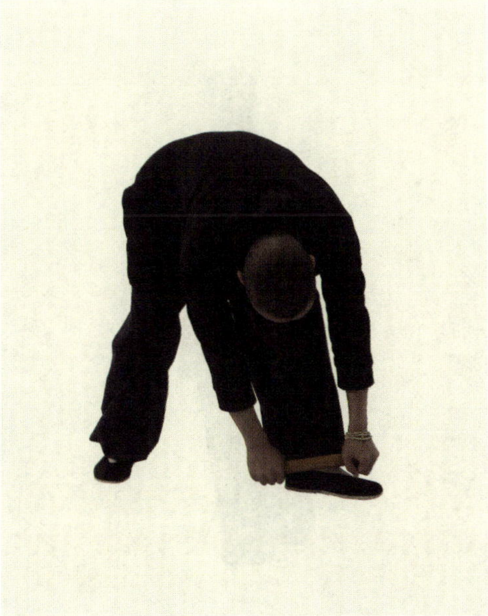

图 7.16　推陈出新 16

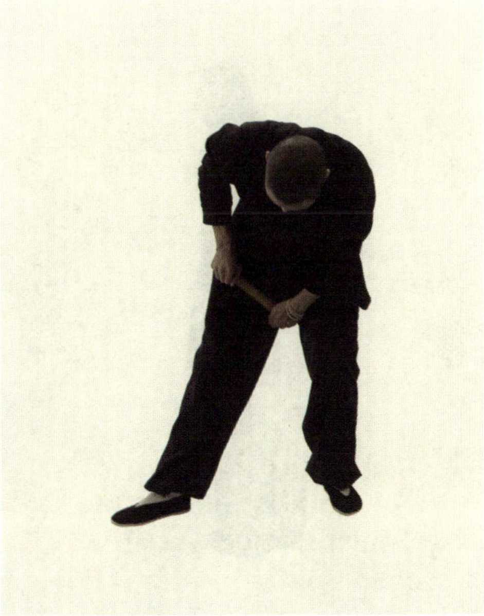

图 7.17　推陈出新 17

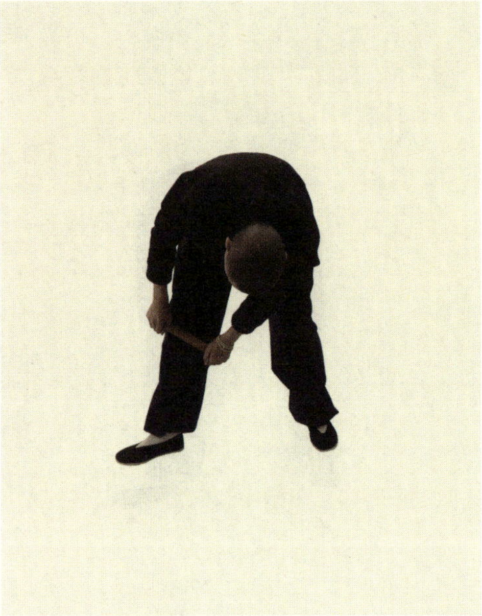

图 7.18　推陈出新 18

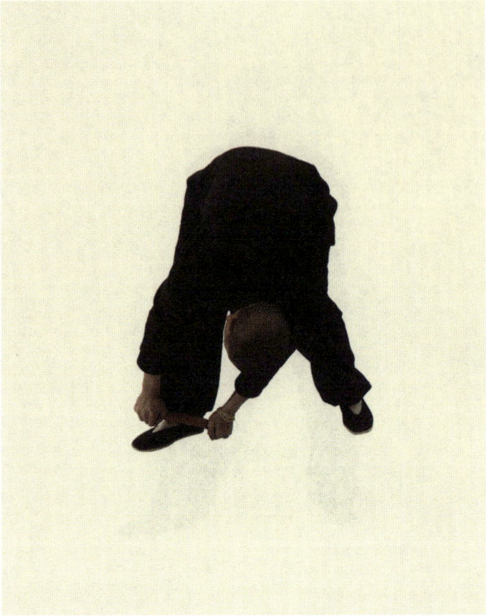

图 7.19　推陈出新 19

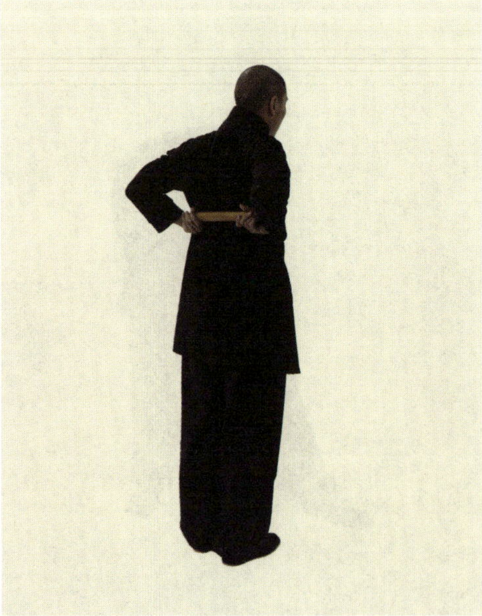

图 7.20　推陈出新 20

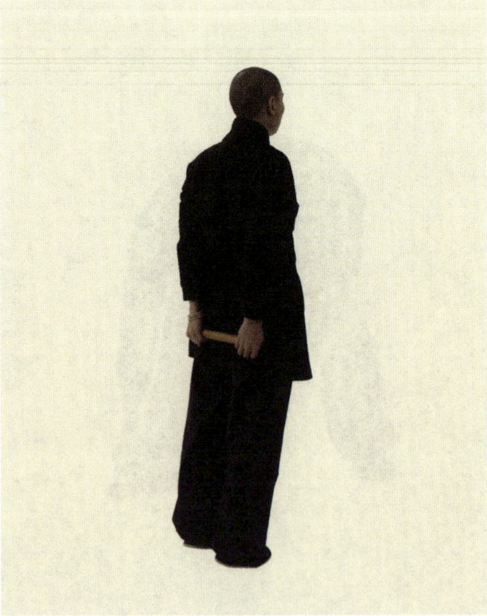

图 7.21　推陈出新 21

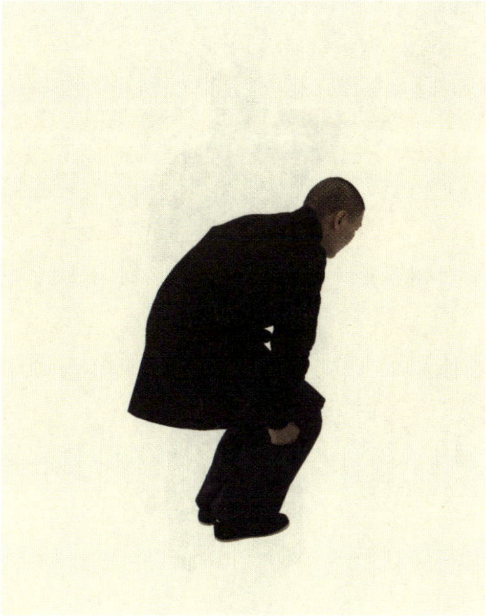

图 7.22　推陈出新 22

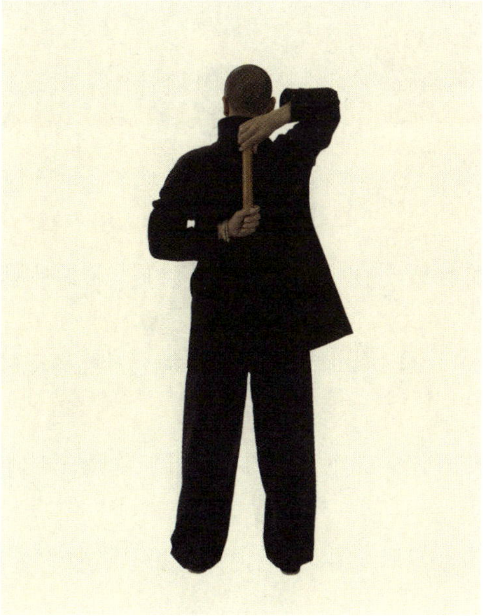

图 7.23　推陈出新 23

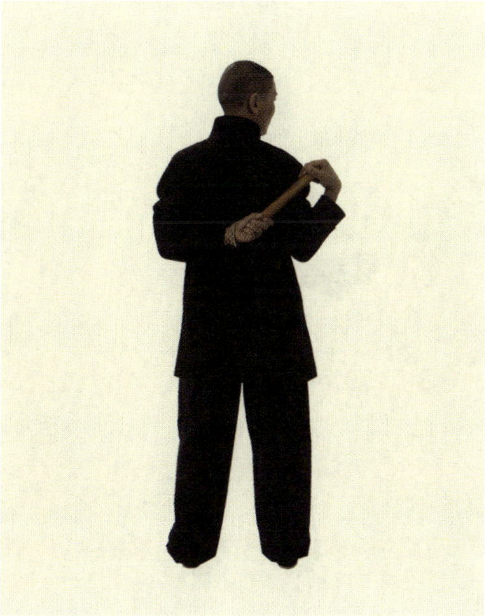

图 7.24　推陈出新 24

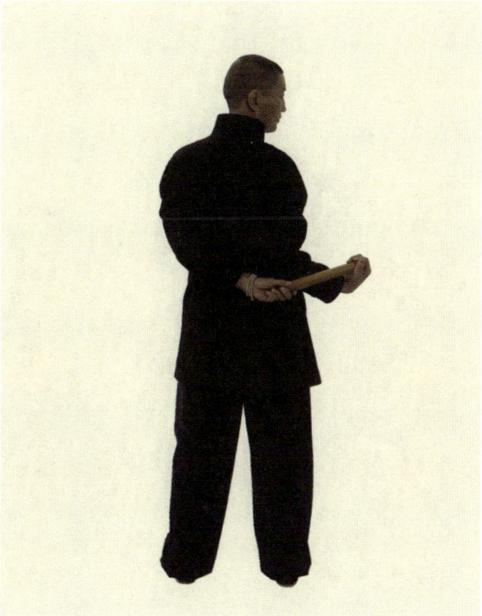

图 7.25　推陈出新 25

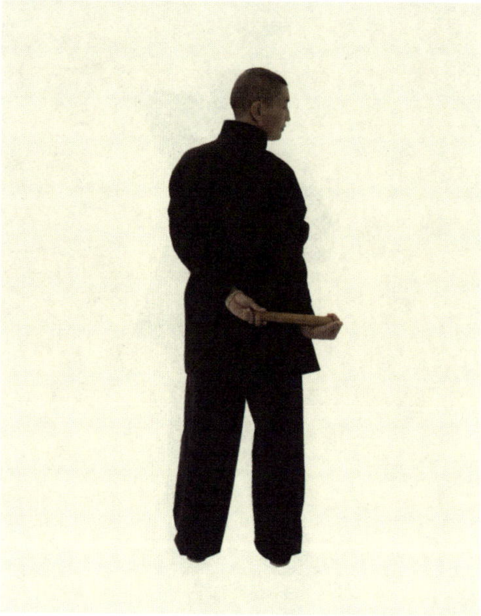

图 7.26　推陈出新 26

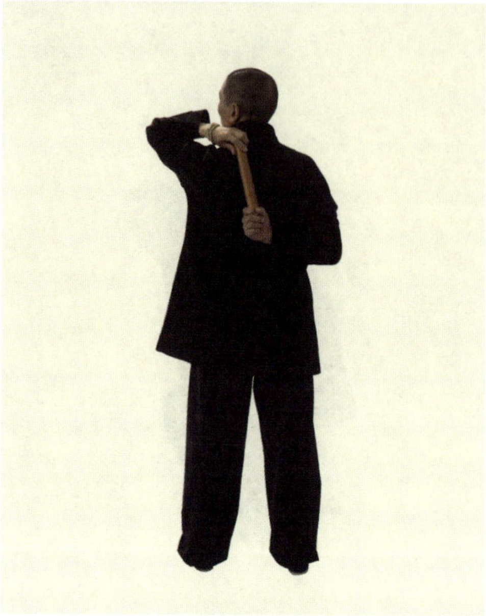

图 7.27　推陈出新 27

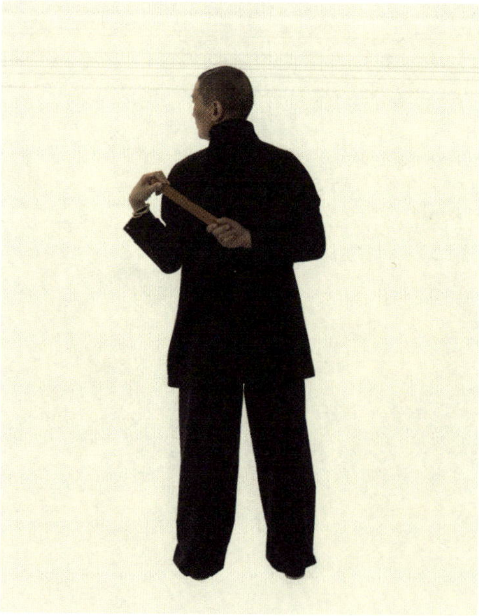

图 7.28　推陈出新 28

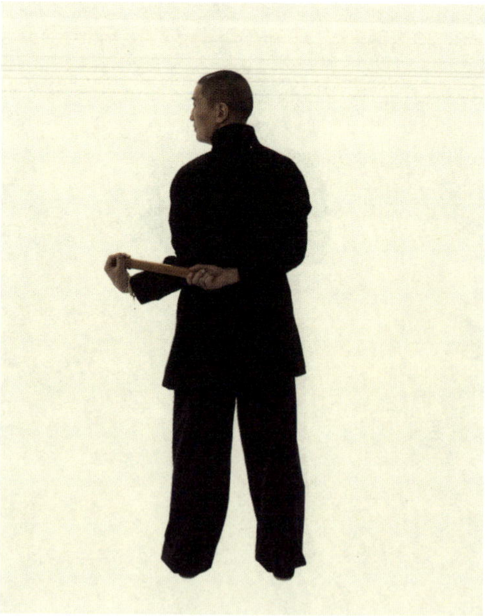

图 7.29　推陈出新 29

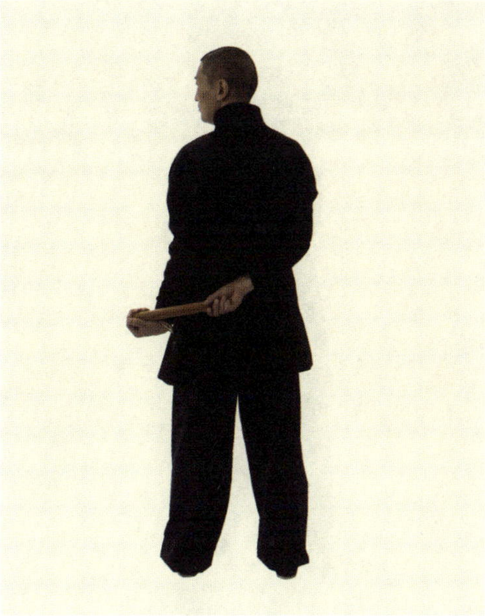

图 7.30　推陈出新 30

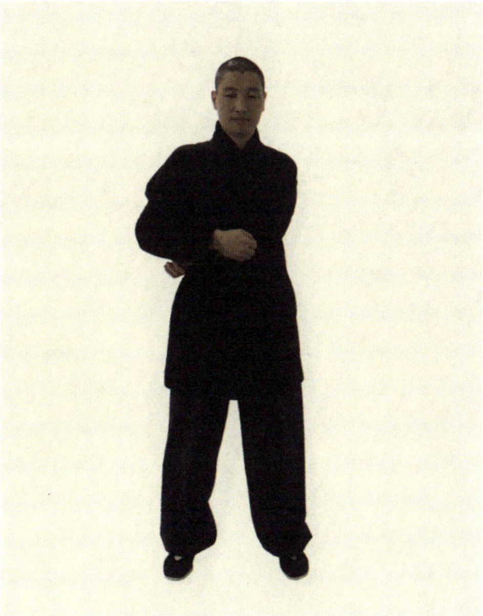

图 7.31　推陈出新 31

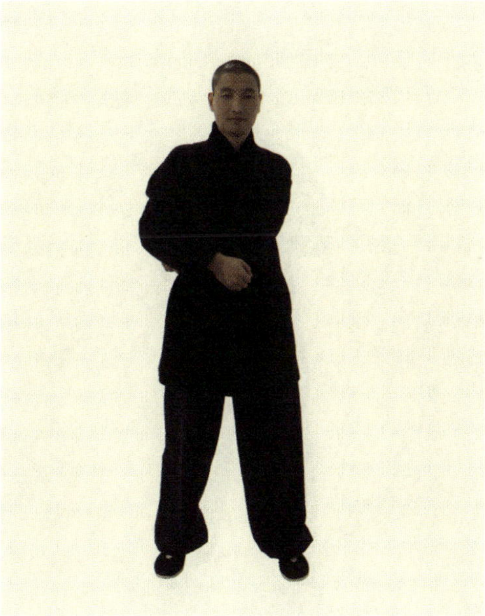

图 7.32　推陈出新 32

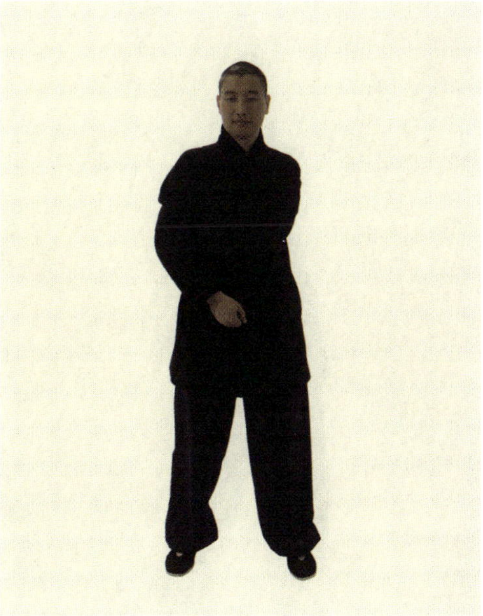

图 7.33　推陈出新 33

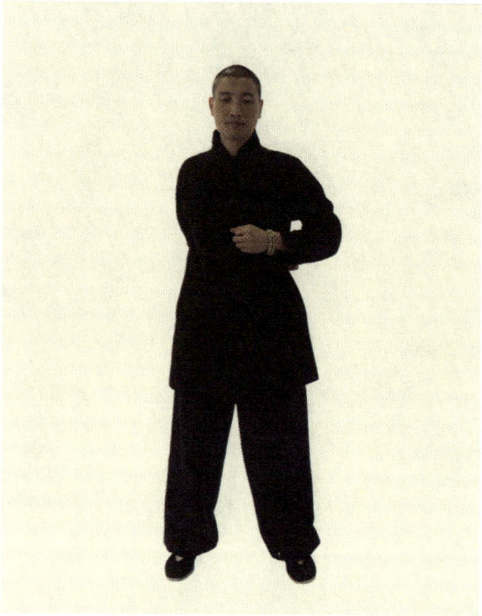

图 7.34　推陈出新 34

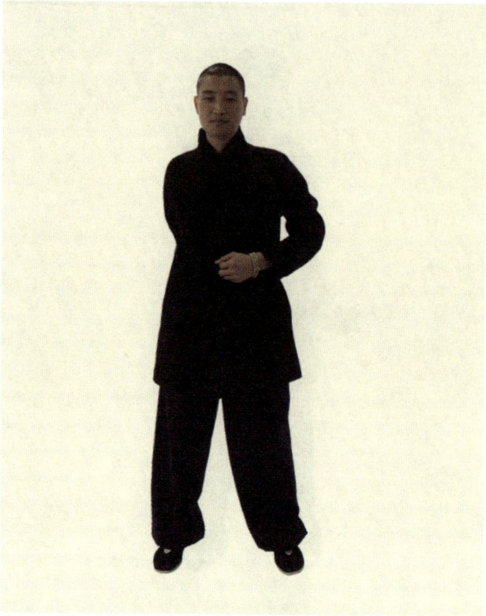

图 7.35　推陈出新 35

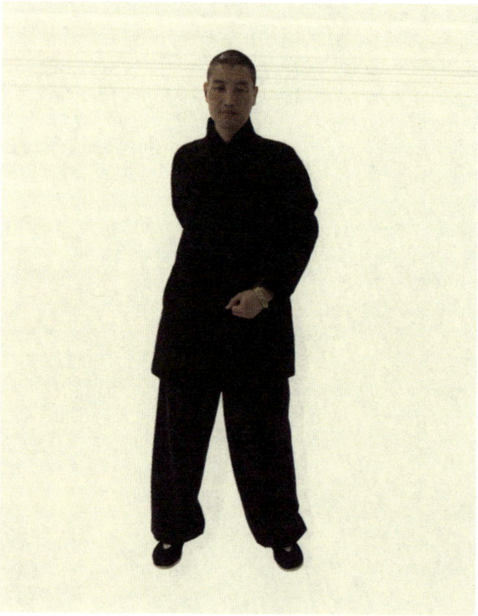

图 7.36　推陈出新 36

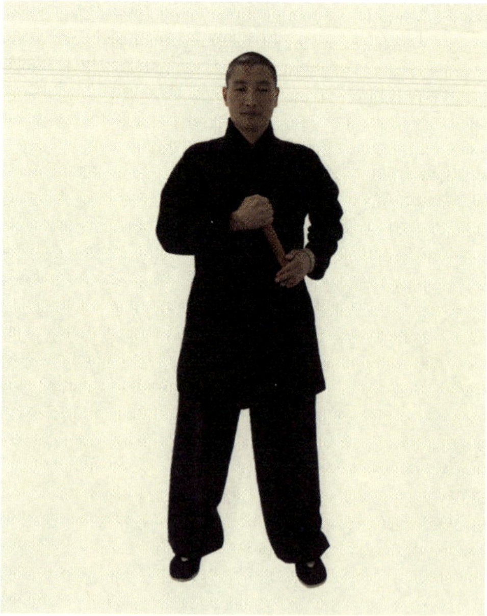

图 7.37　推陈出新 37

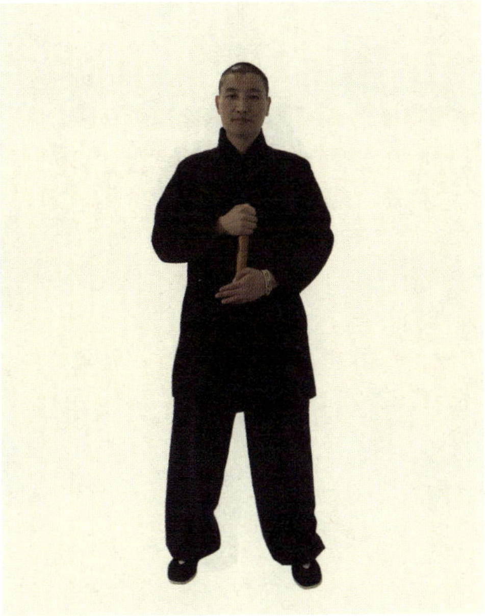

图 7.38　推陈出新 38

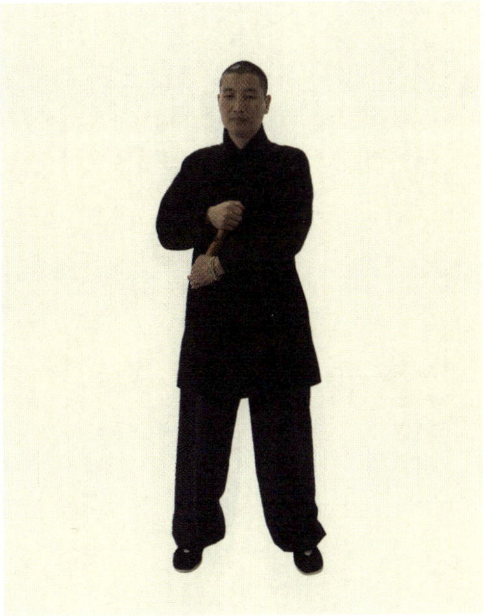

图 7.39　推陈出新 39

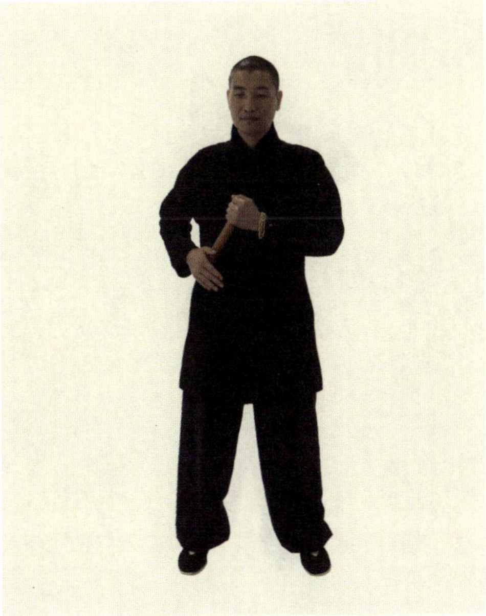

图 7.40　推陈出新 40

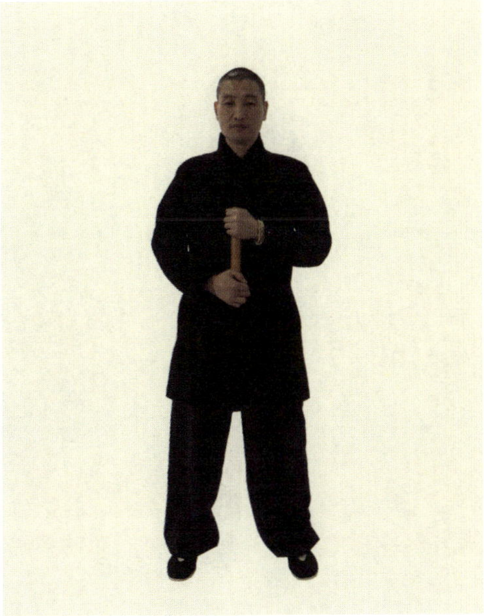

图 7.41　推陈出新 41

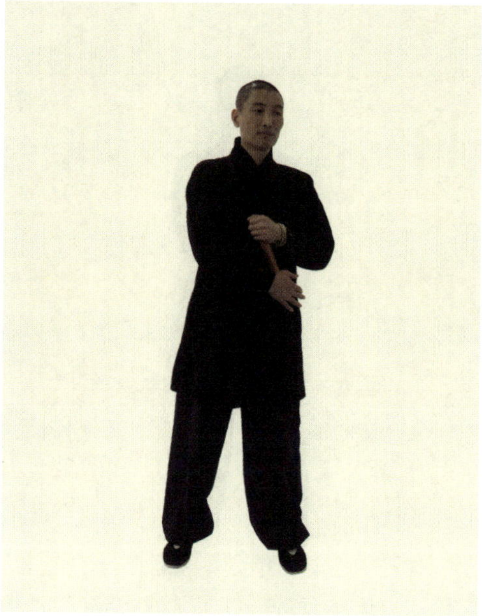

图 7.42　推陈出新 42

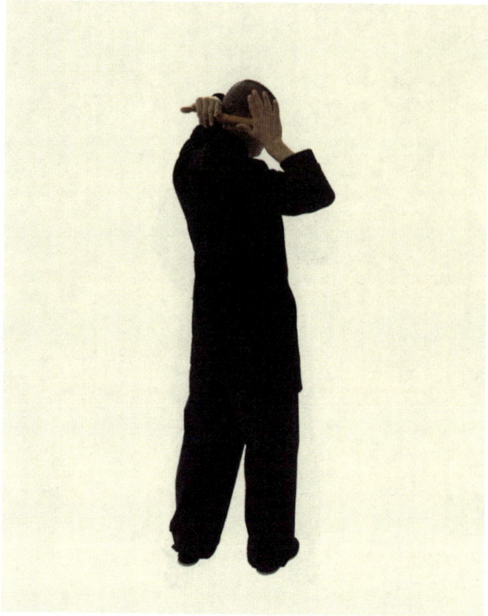

图 7.43　推陈出新 43

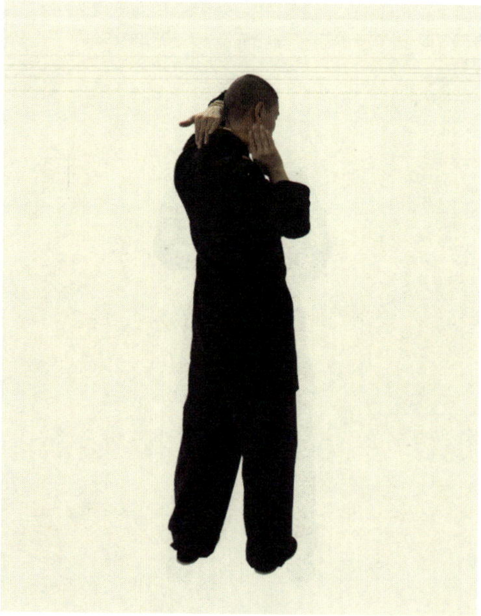

图 7.44　推陈出新 44

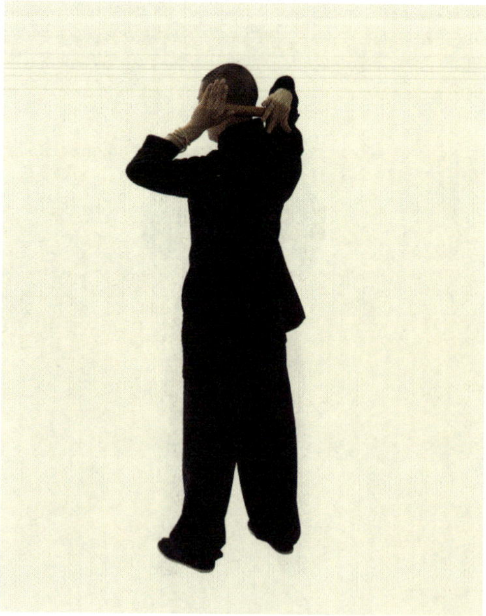

图 7.45　推陈出新 45

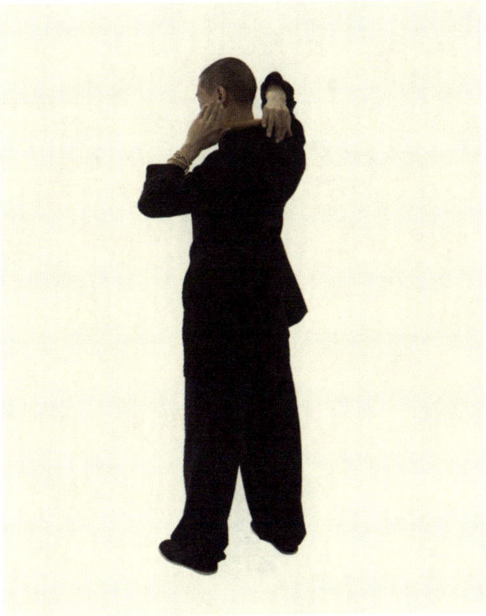

图 7.46　推陈出新 46

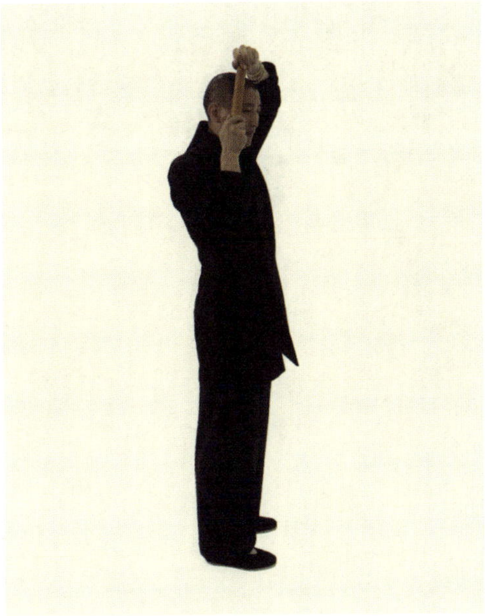

图 7.47　推陈出新 47

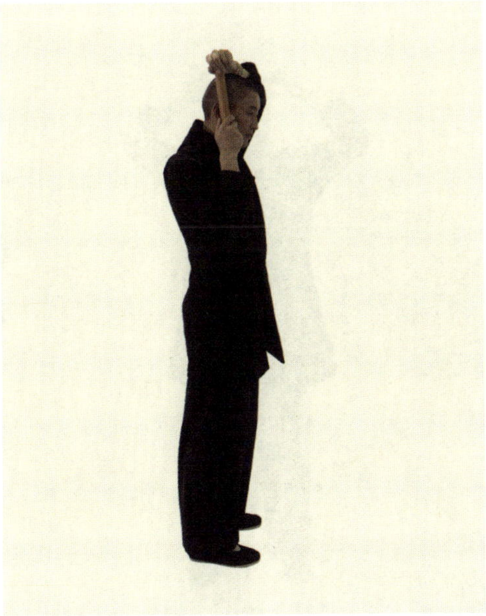

图 7.48　推陈出新 48

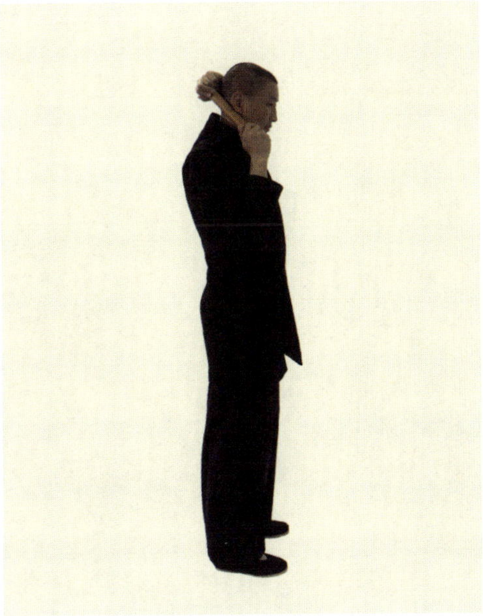

图 7.49　推陈出新 49

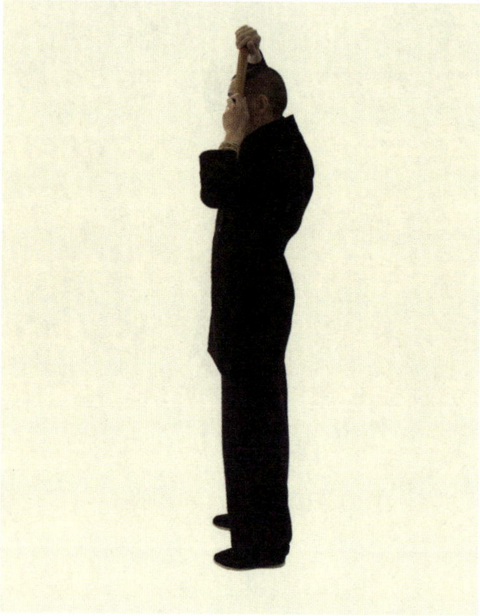

图 7.50　推陈出新 50

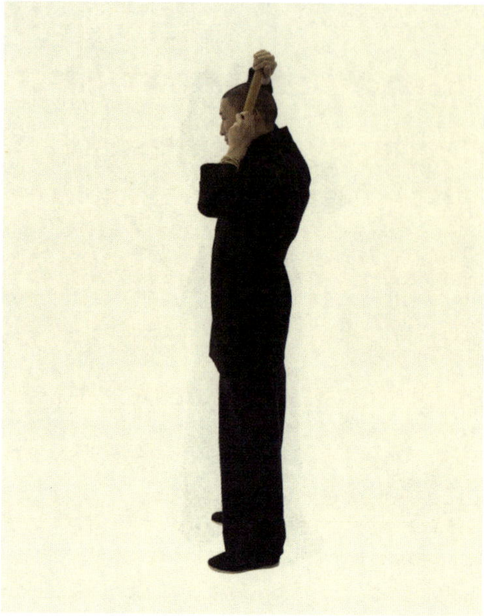

图 7.51　推陈出新 51

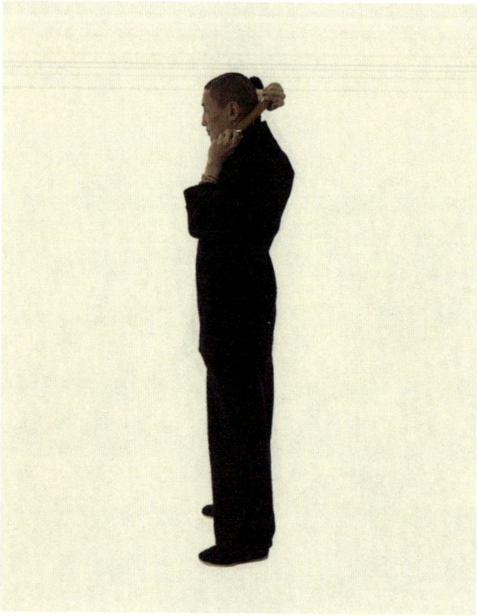

图 7.52　推陈出新 52

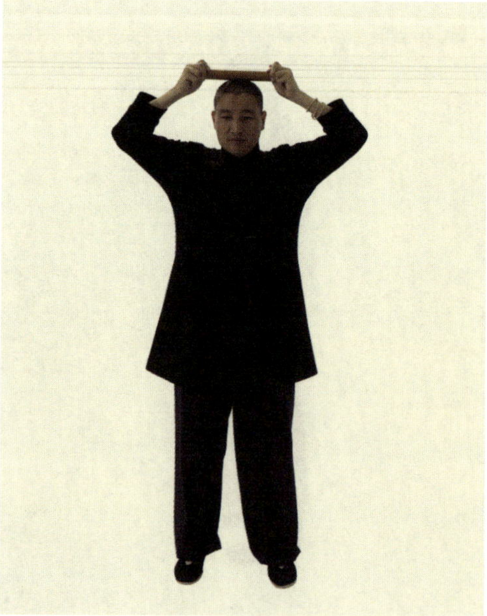

图 7.53　推陈出新 53

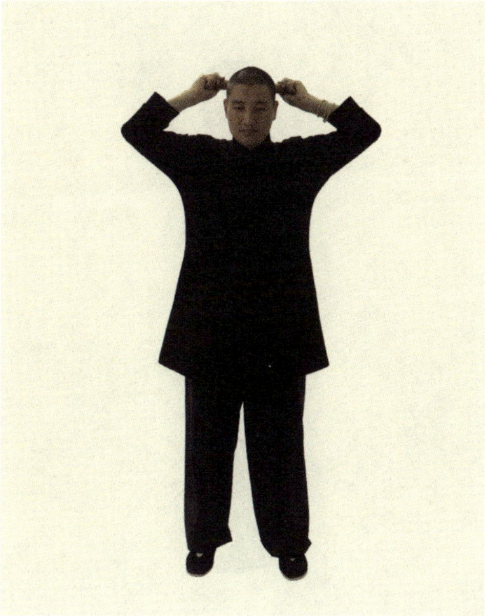

图 7.54　推陈出新 54

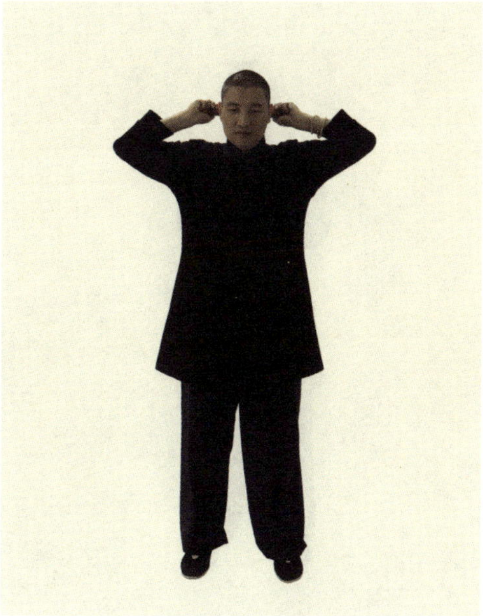

图 7.55　推陈出新 55

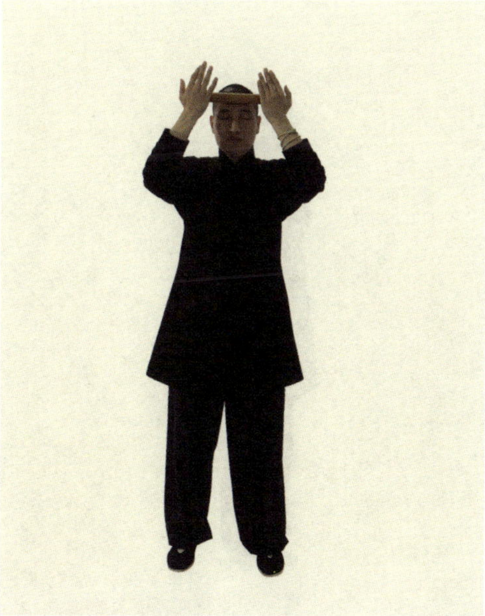

图 7.56　推陈出新 56

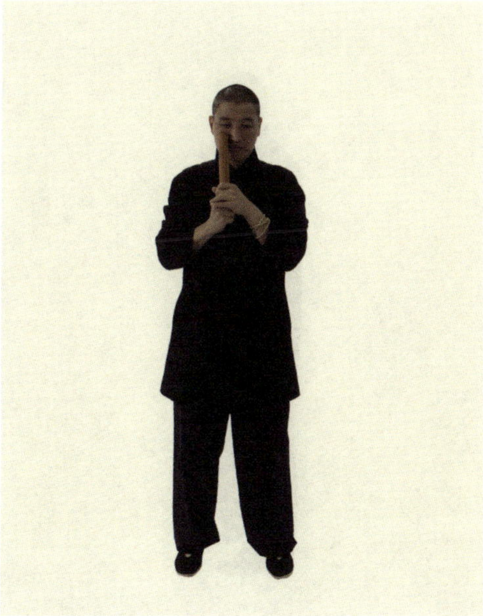

图 7.57　推陈出新 57

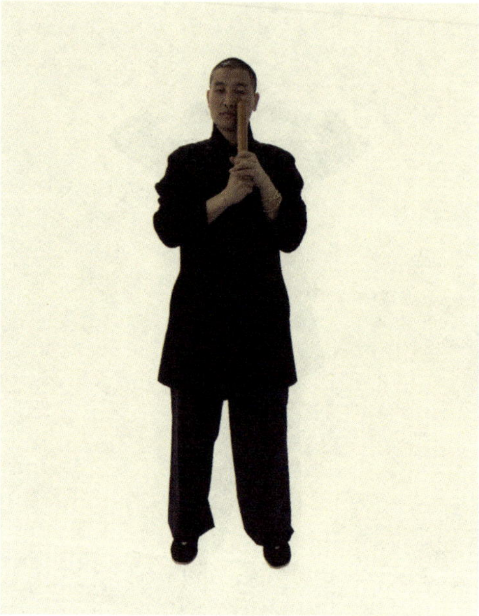

图 7.58　推陈出新 58

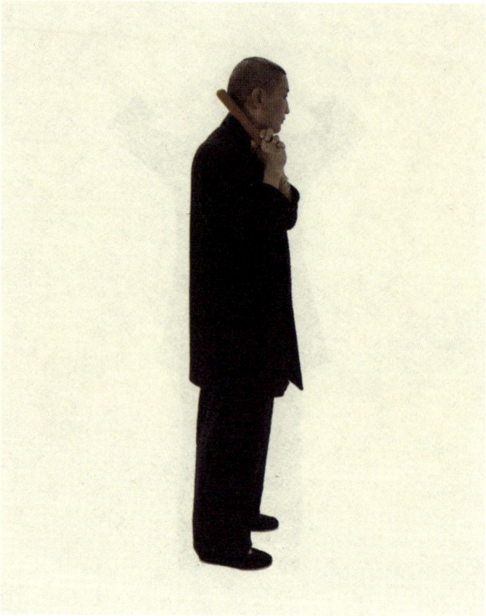

图 7.59　推陈出新 59

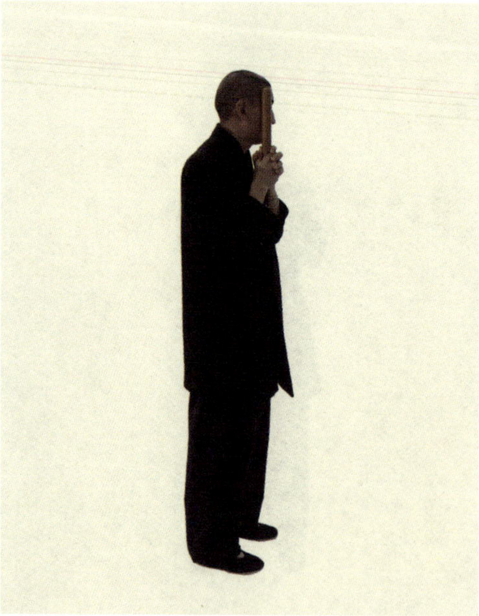

图 7.60　推陈出新 60

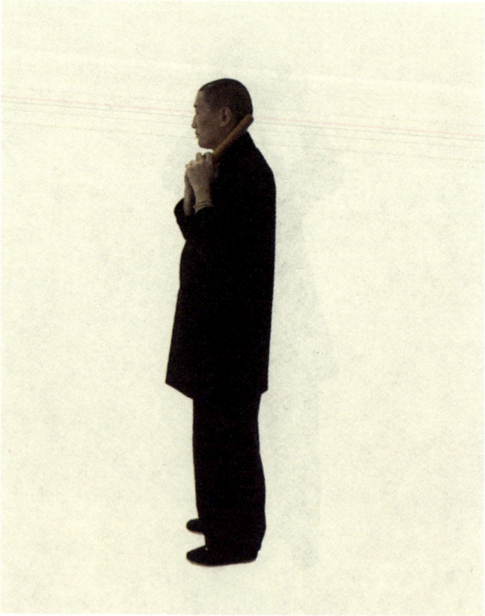

图 7.61　推陈出新 61

8. 敲山震虎

接上势，站成自然步，右手握棒，一端用棒身敲打双肩膀、左腋下、左肘窝、右臀、右腿外侧及膝窝；左手握棒敲打双肩膀、右腋下，右肘窝、左臀、左腿外侧及膝窝。

如图 8.1 ～ 8.20。

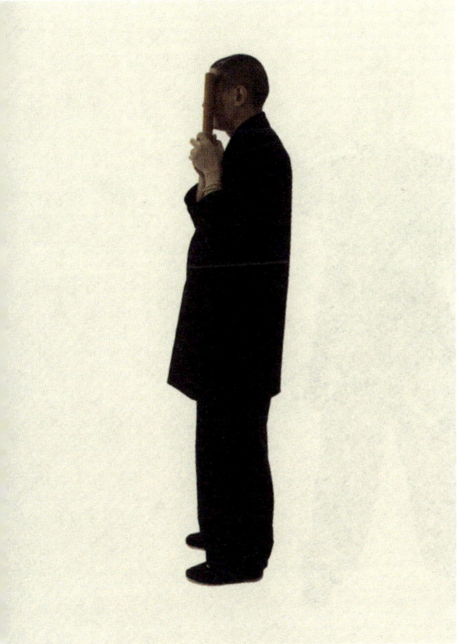

图 7.62　推陈出新 62

（以上动作练习 5 ～ 10 分钟，或更长时间）

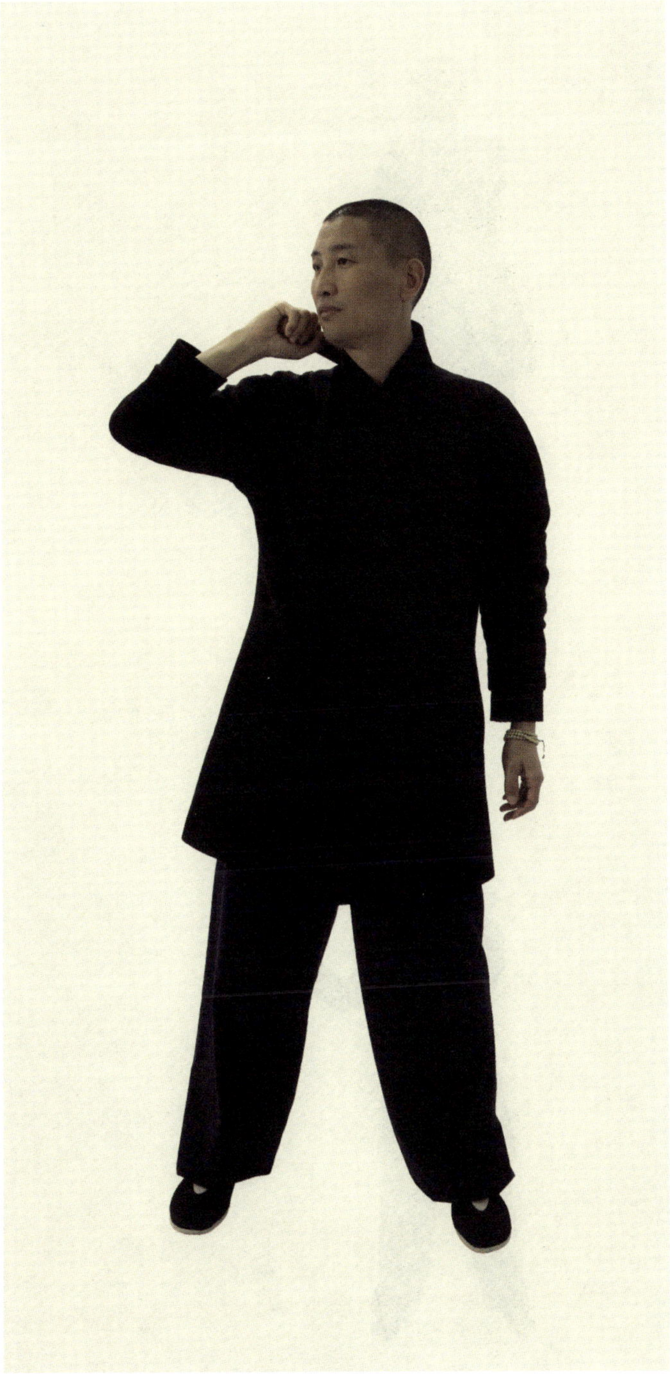

图 8.1　敲山震虎 1

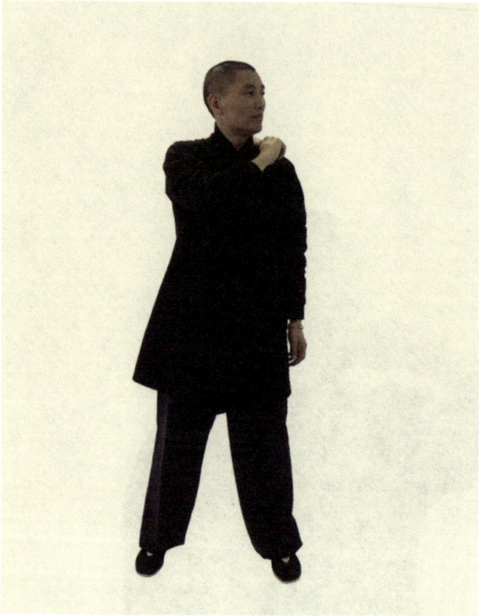

图 8.2　敲山震虎 2

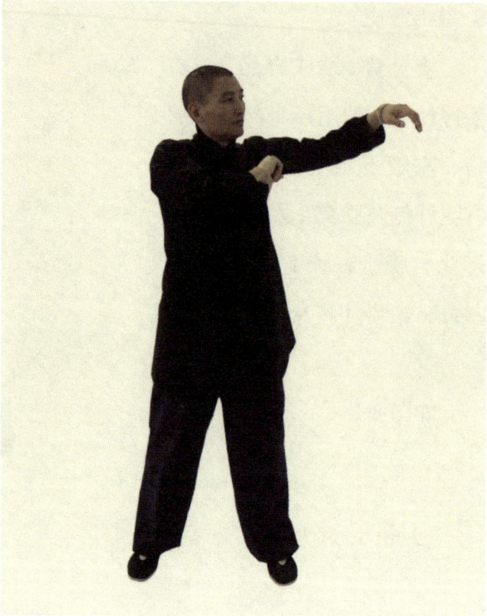

图 8.3　敲山震虎 3

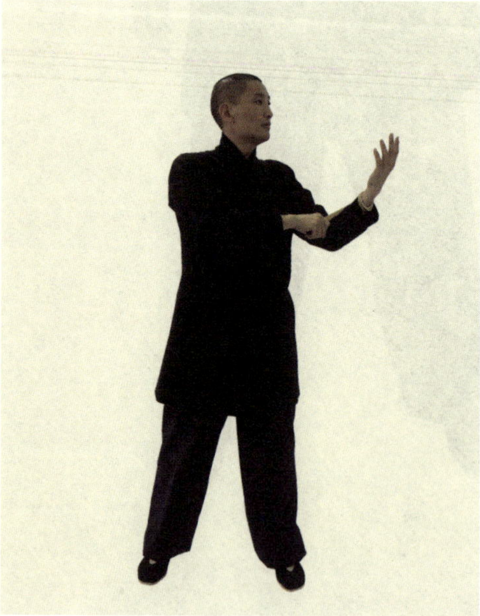

图 8.4　敲山震虎 4

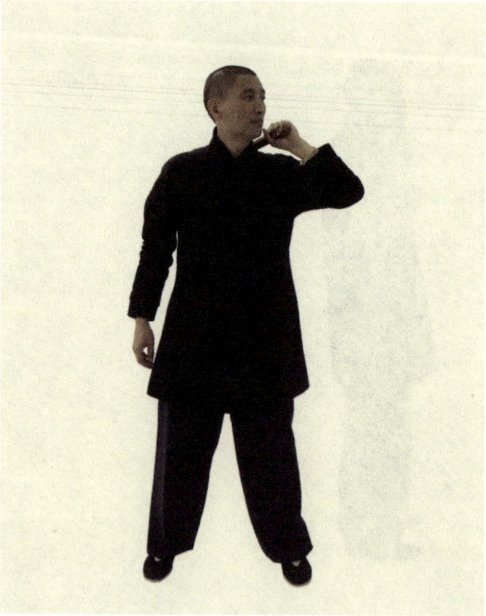

图 8.5　敲山震虎 5

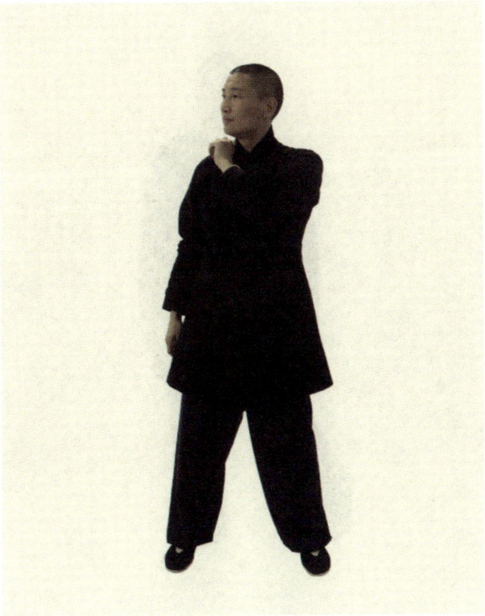

图 8.6　敲山震虎 6

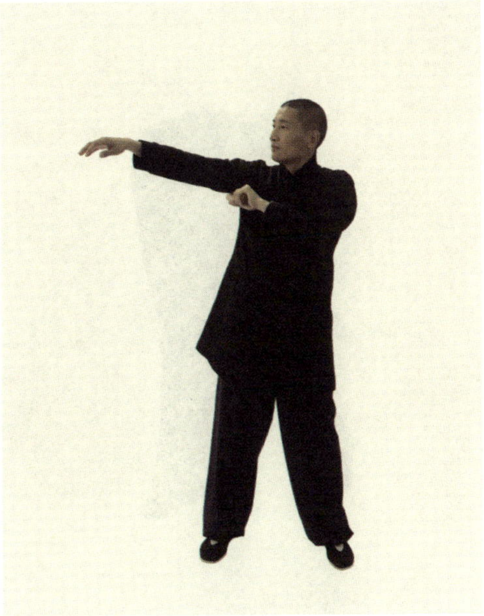

图 8.7　敲山震虎 7

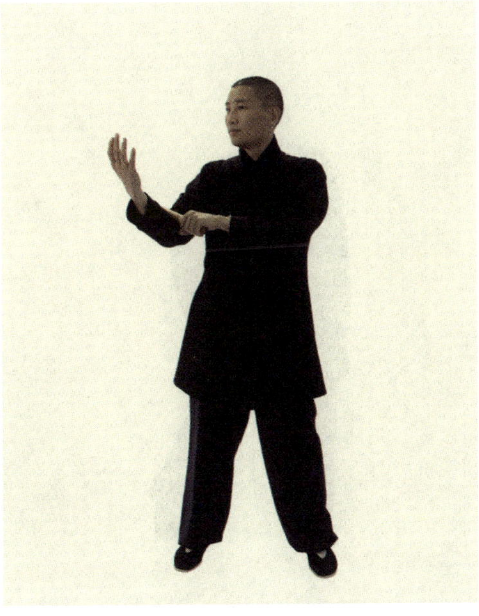

图 8.8　敲山震虎 8

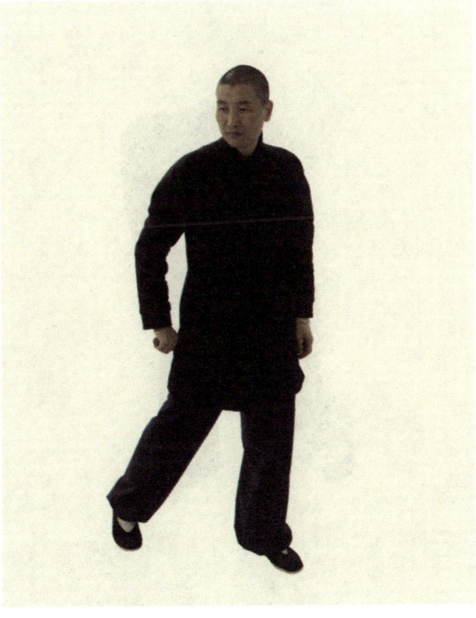

图 8.9　敲山震虎 9

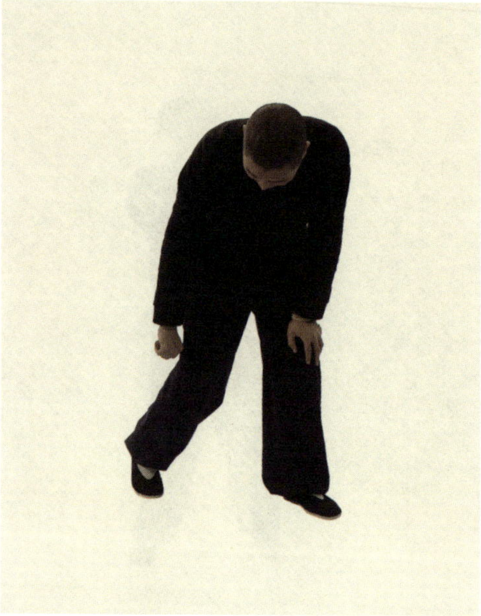

图 8.10　敲山震虎 10

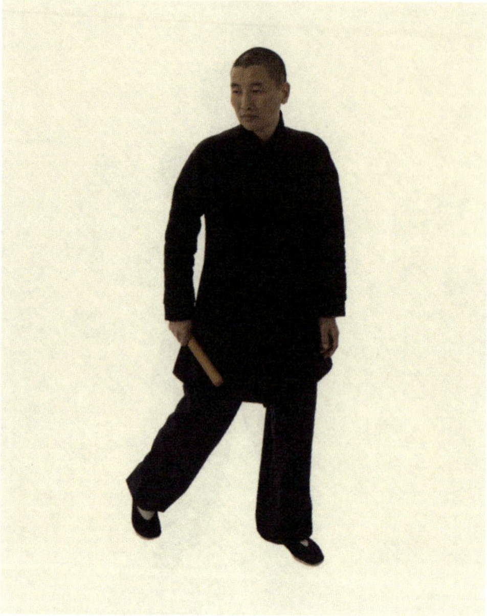

图 8.11　敲山震虎 11

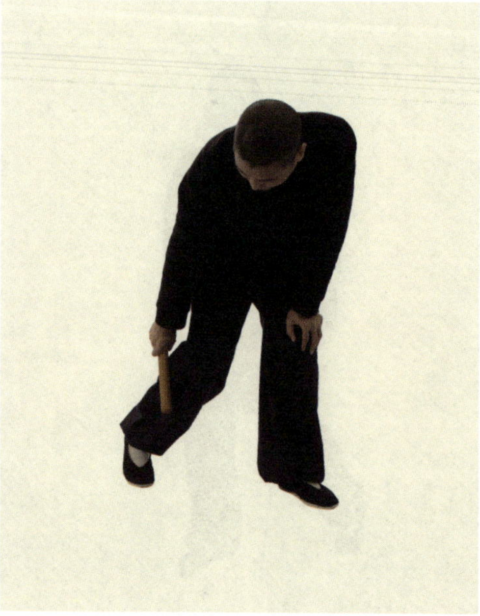

图 8.12　敲山震虎 12

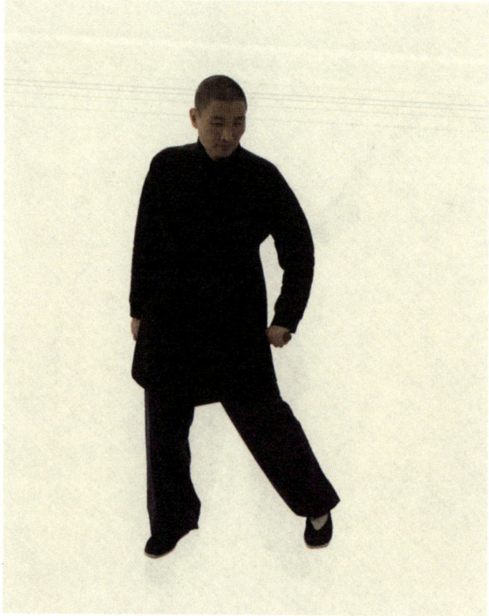

图 8.13　敲山震虎 13

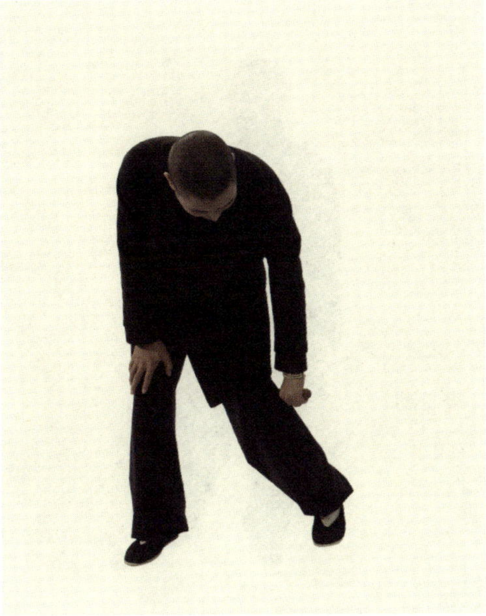

图 8.14　敲山震虎 14

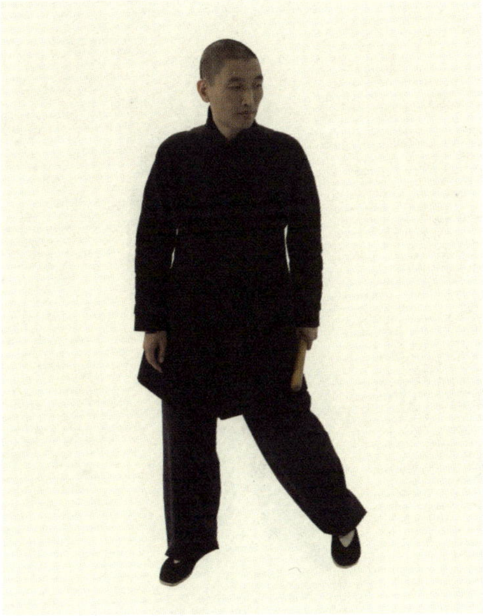

图 8.15　敲山震虎 15

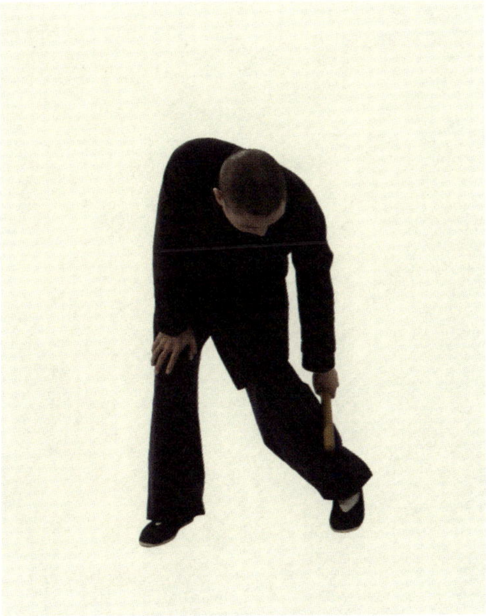

图 8.16　敲山震虎 16

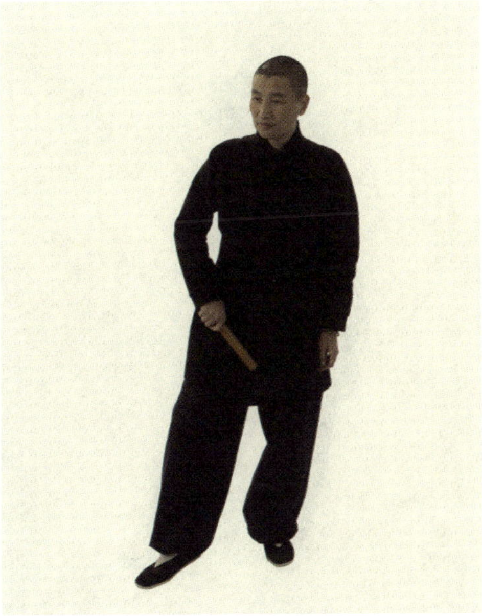

图 8.17　敲山震虎 17

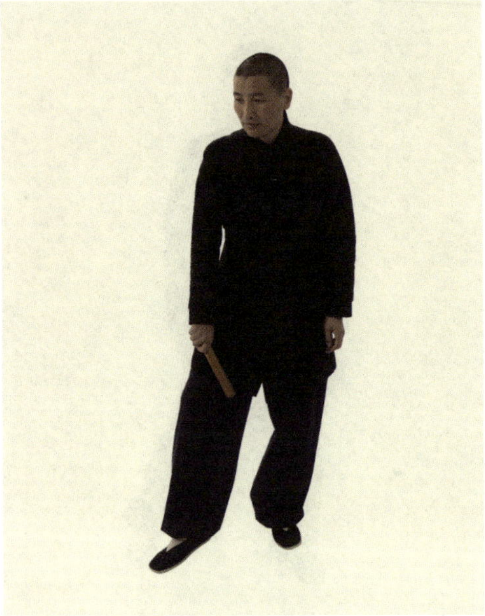

图 8.18　敲山震虎 18

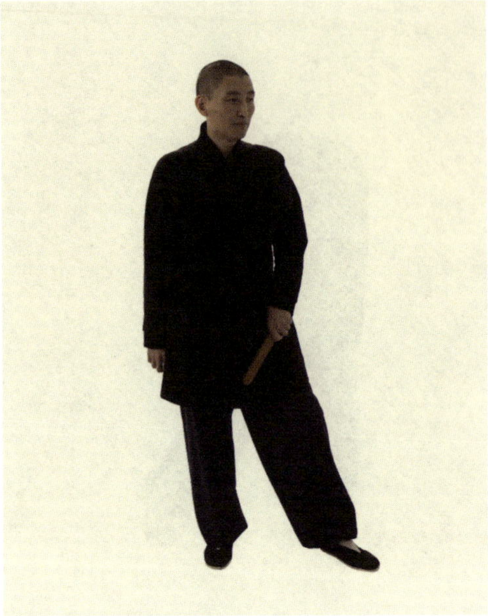

图 8.19　敲山震虎 19

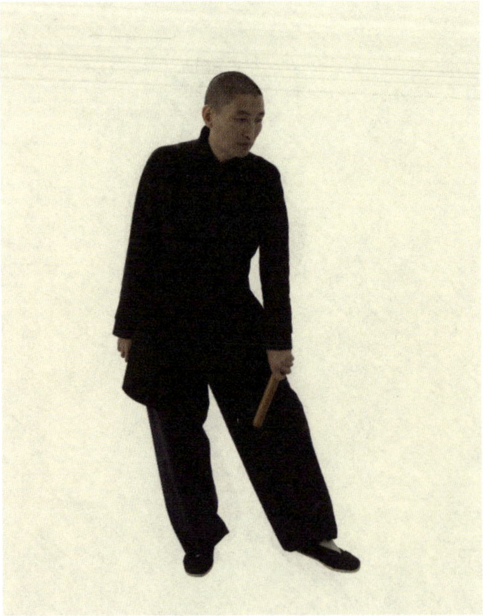

图 8.20　敲山震虎 20

（以上动作练习 5 ~ 10 分钟，或更长时间）

9. 抛砖引玉

“九九归一”，接上势，双脚分开成马步，右手握禅棒中间竖直在身体右侧，右脚蹬地借力重心左移，身体向左旋转，右手轻拨禅棒滚动出手，左手轻接禅棒；左脚蹬地借力重心右移，身体向右旋转，左手轻拨禅棒滚动出手，右手轻接禅棒；全神贯注禅棒一左一右的移动。

如图 9.1 ~ 9.12。

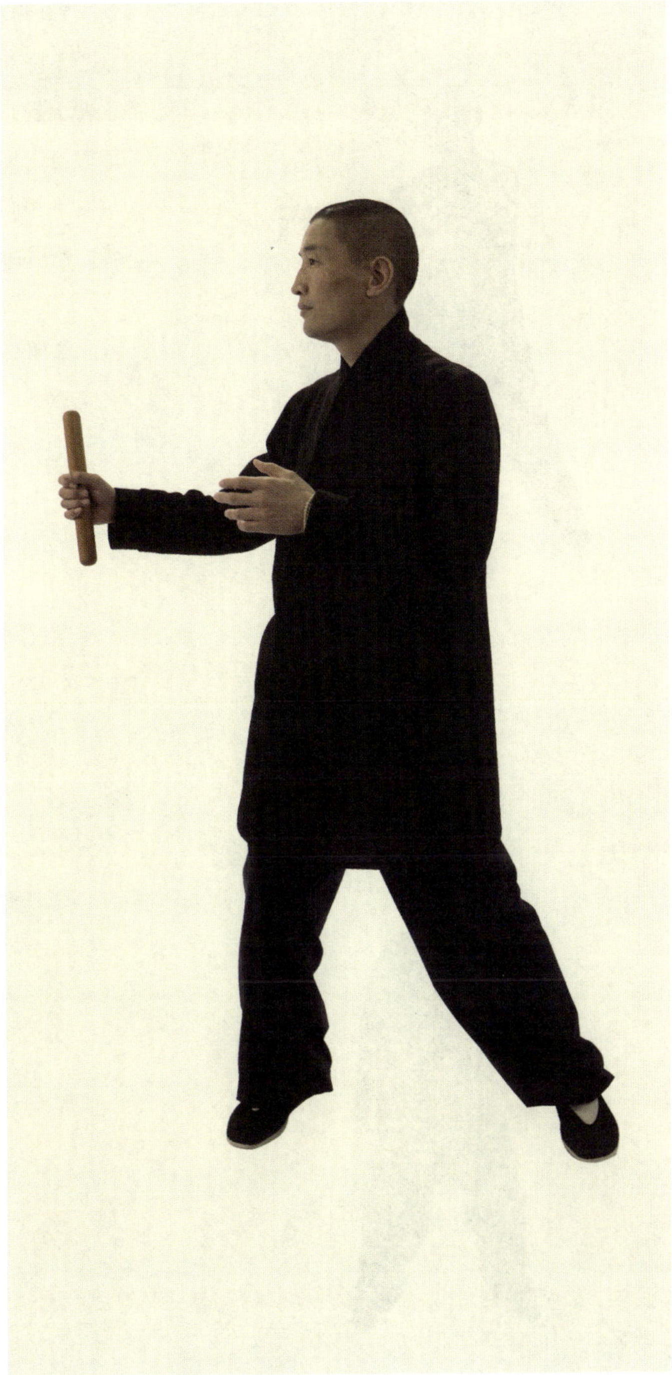

图 9.1　抛砖引玉 1

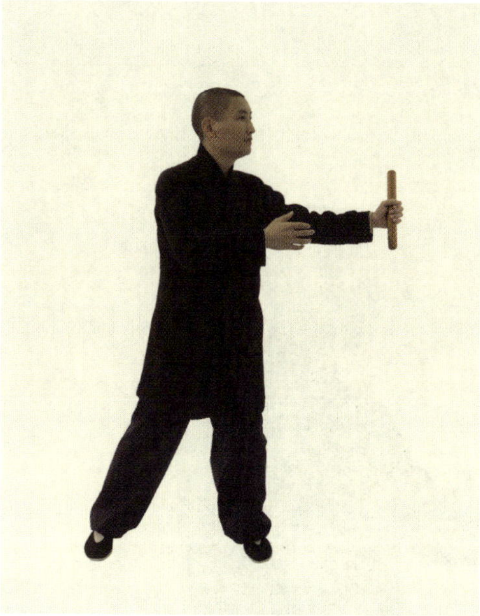

图 9.2　抛砖引玉 2

“舍得放下”，接上势，右手水平握棒，重心下降双腿弯曲，双脚蹬地，周身涌动催手臂上扬，禅棒滚动抛上空中，待棒自由降落时身下沉、手跟随、顺势接棒；左手要领与右手相同，要全神贯注禅棒一起一落的升降；然后换成弓步练习。

如图 9.3 ～ 9.12。

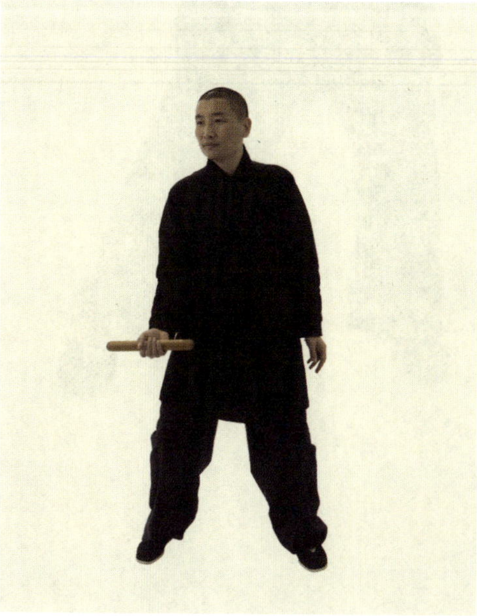

图 9.3　抛砖引玉 3

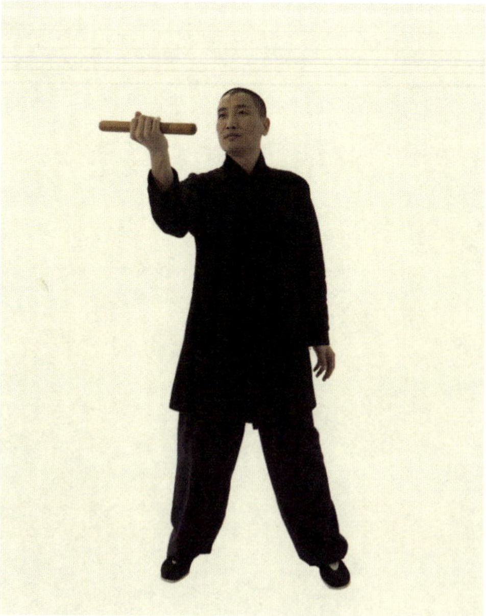

图 9.4　抛砖引玉 4

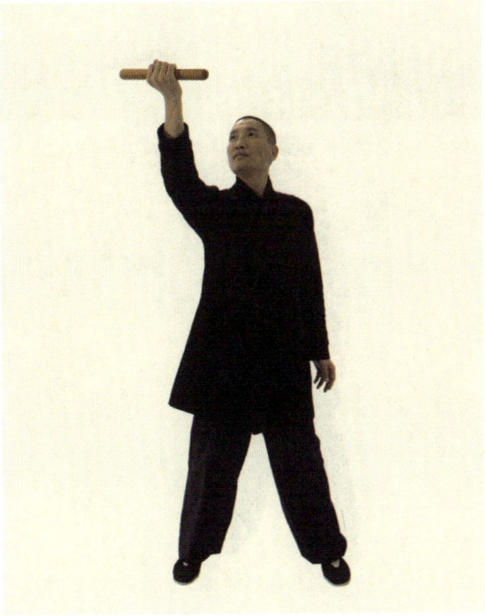

图 9.5　抛砖引玉 5

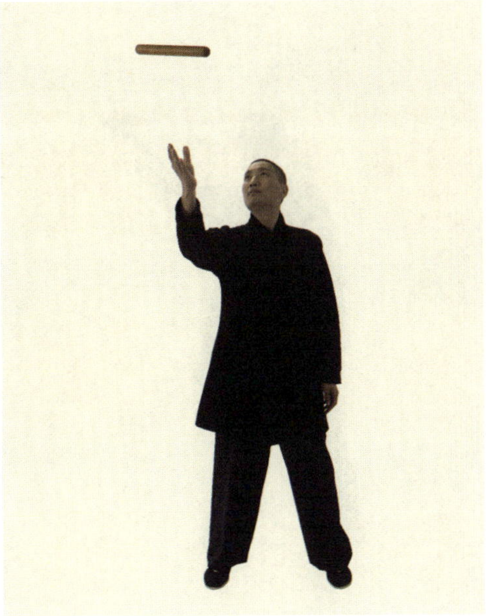

图 9.6　抛砖引玉 6

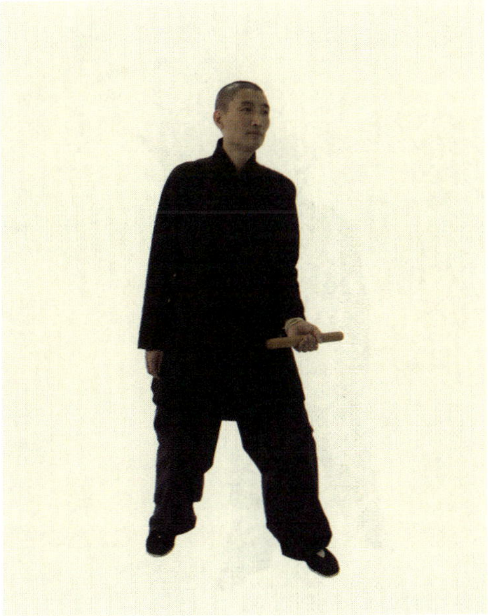

图 9.7　抛砖引玉 7

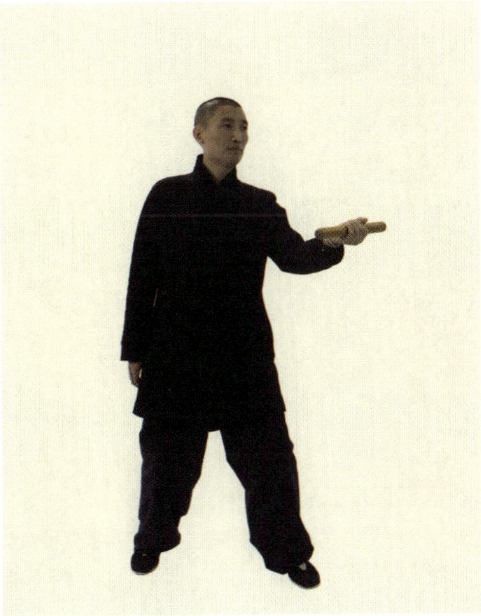

图 9.8　抛砖引玉 8

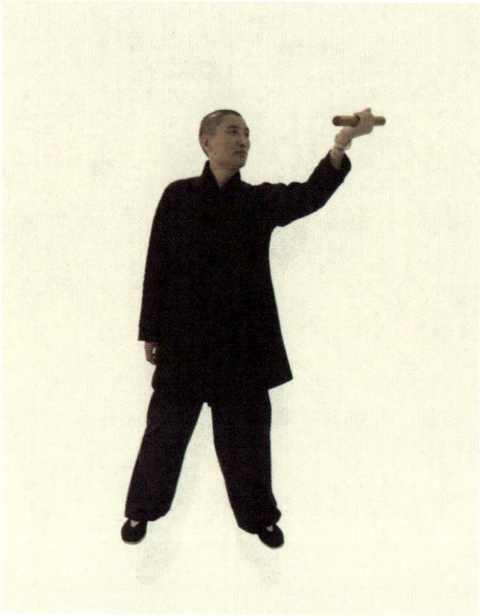

图 9.9　抛砖引玉 9

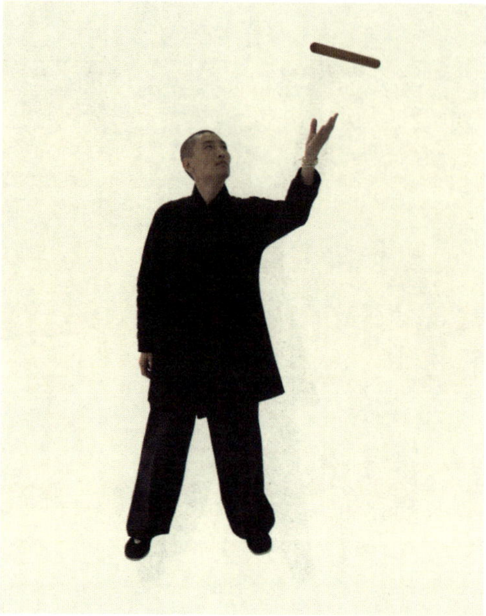

图 9.10　抛砖引玉 10

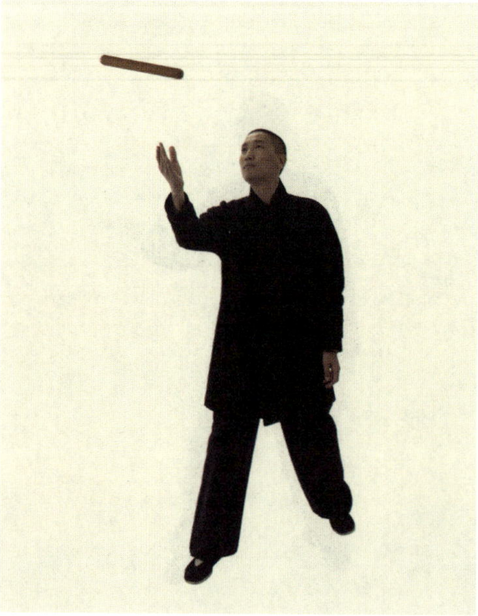

图 9.11　抛砖引玉 11

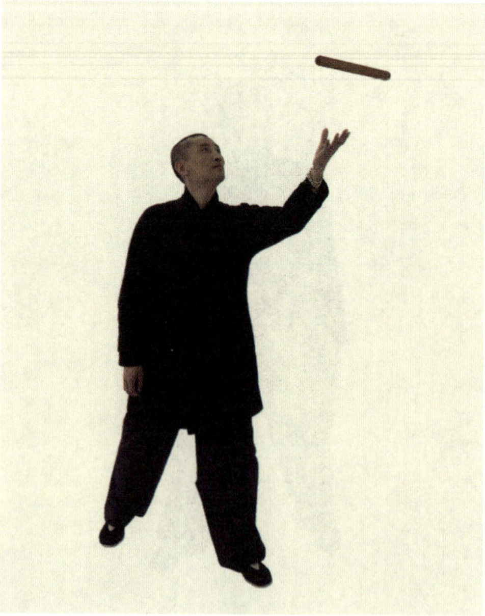

图 9.12　抛砖引玉 12

（以上动作练习 5 ~ 10 分钟，或更长时间）

禅拳

禅拳又名慧光禅拳，是禅太极功法体系中的主要功法。

禅太极功法体系内总共有大、小两套禅拳，分别是：小禅拳金刚八势、大禅拳菩萨三十二势。本书介绍的是小禅拳金刚八势，其拳势动作简单、套路短小精悍，易学易懂易收效，一般是初学禅太极者的首选，也是学好大禅拳菩萨三十二势的前提和基本功。

大开大合、大起大落是小禅拳金刚八势最明显的风格特征。首先是万缘放下、杂念不生，然后是身随心动、动静一如。在周身四肢百骸开合起落的呼吸吐纳之间，合理有效地牵拉了筋骨、按摩了脏腑、调和了气息、疏导了经络、安住了真心、降服了妄念。从而达到了身心和谐、延年益寿的功效。

禅拳是动禅，是在身体行止有度的运动中进入禅、体验禅、分享禅。比起盘腿打坐的静禅来说可能更适宜当今浮躁好动的都市人群。禅拳的身法源自观自在的万千变化身，禅拳的心法源自观自在的无量慈悲心；禅拳的套路就似人生的道路，从无中生有到四大皆空；禅拳的道场就似宇宙世界，举手可揽云抱月，投足可踏浪探海；一拳一世界，一掌一菩提，握拳是提起，舒掌是放下；怀着一颗恭敬感恩的心来练禅拳，它就不只是一套健身养生的功法，更是一条修心养性之道。

禅拳功法图解

起势

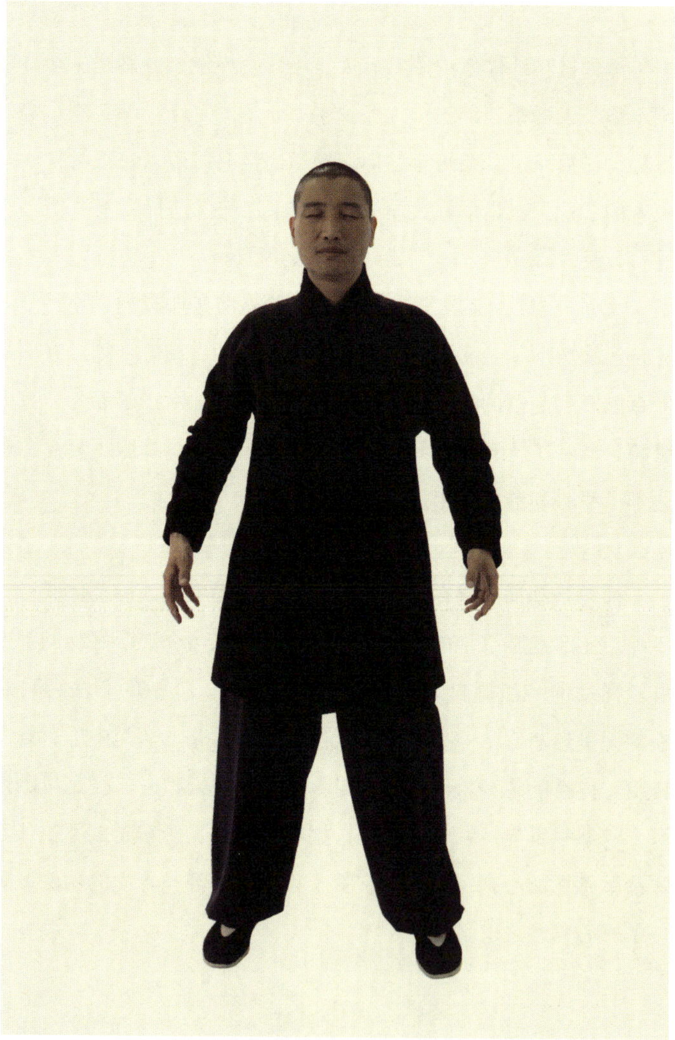

图　起势 1

（1）面东背西，自然站立，两脚与肩同宽，腋下虚开，身正体松，心平气和；闭目观想“万缘放下脑海空，顶天立地站如松”。（3-5 分钟，或更长时间）

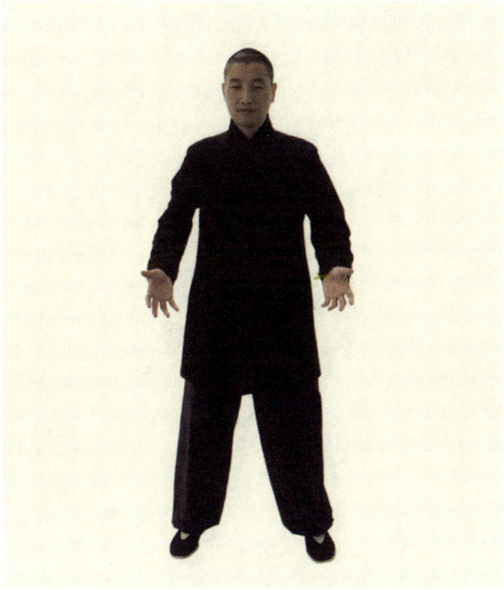

图　起势 2

（2）待身温手热之后，收腹吸气，双掌心向上托起。

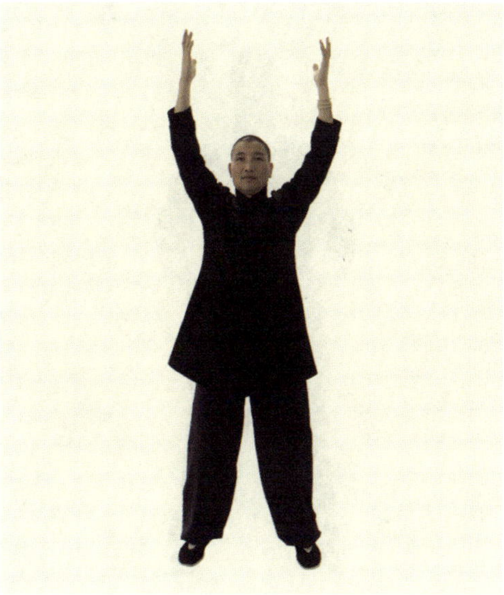

图　起势 3

（3）双手上举至头顶，两掌心相对。

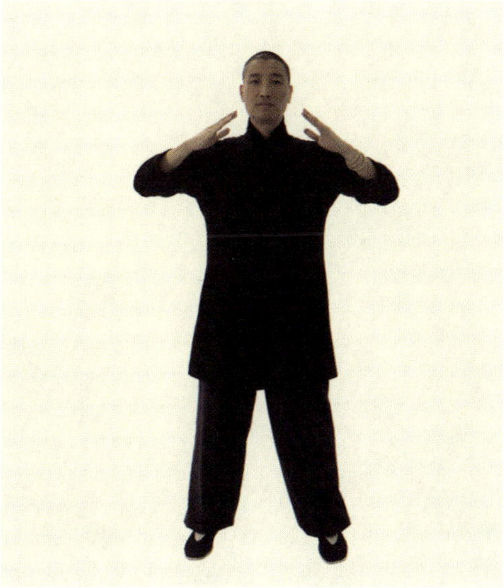

图　起势 4

（4）呼气放松，双手沿耳后落下。

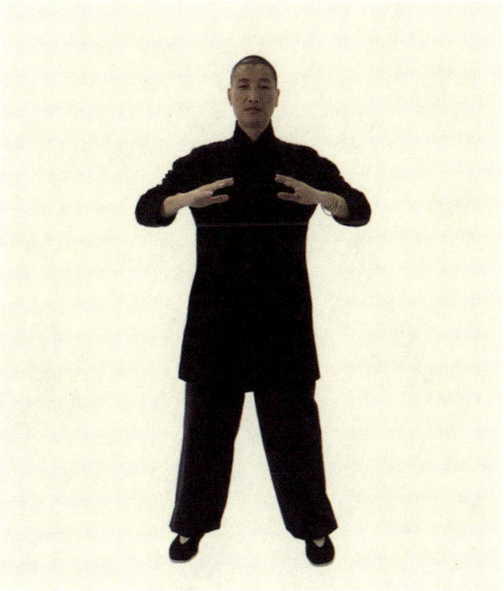

图　起势 5

（5）双手按至胸前。

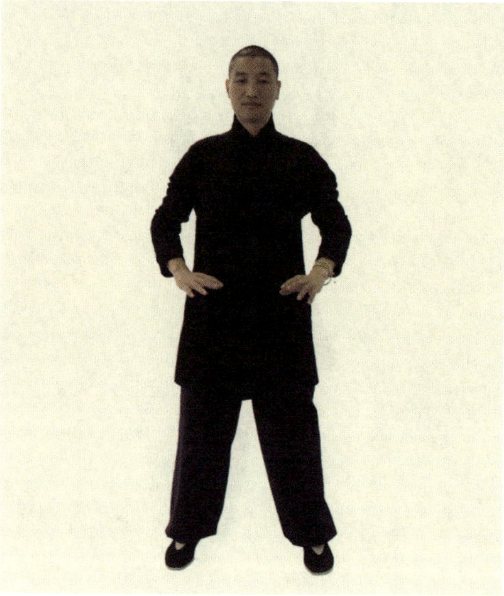

图　起势 6

（6）双手落到腹前。

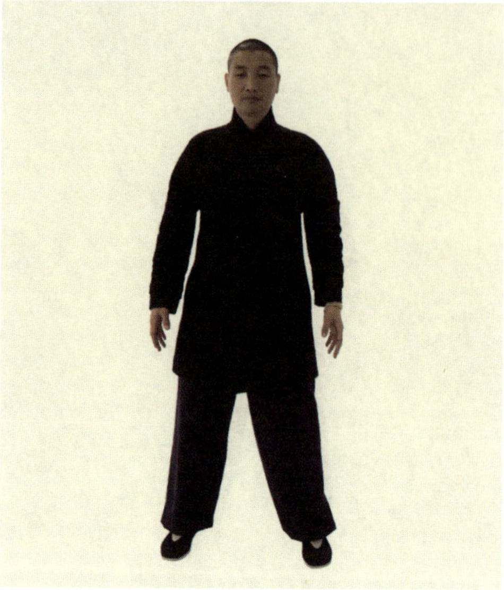

图　起势 7

（7）双手自然垂下。

1. 恭敬合掌（三合掌）

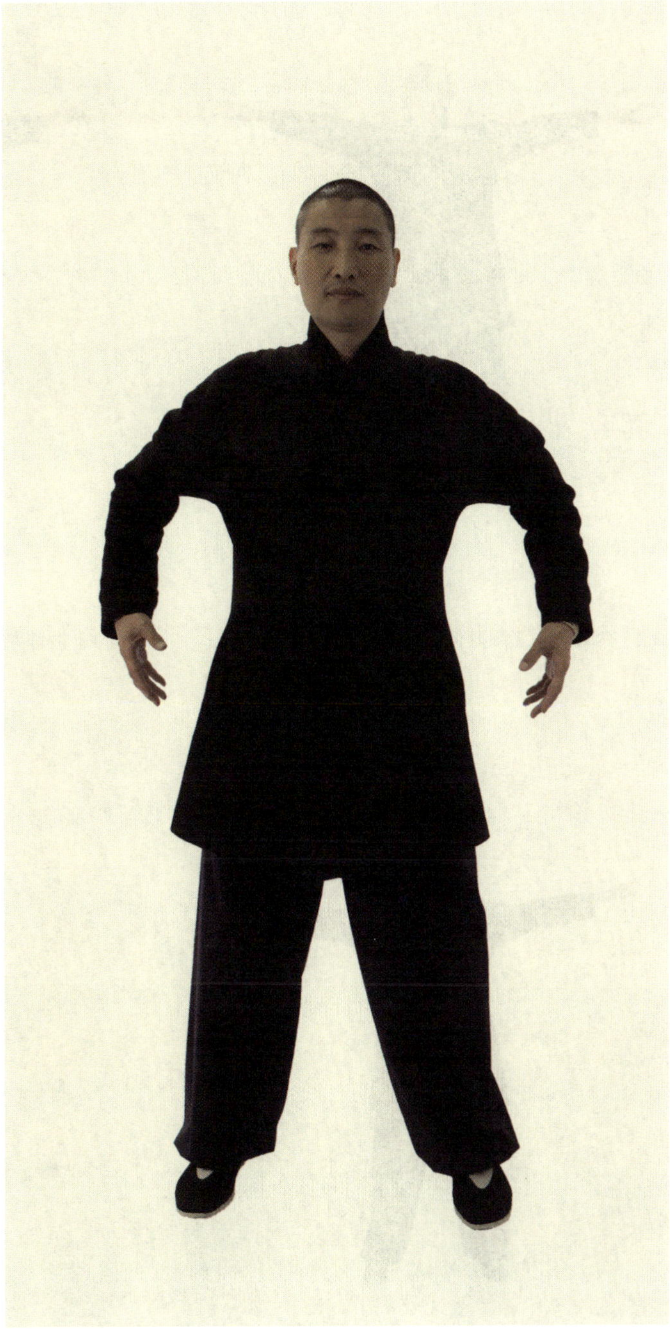

图 1.1

（1）两肘左右撑圆。

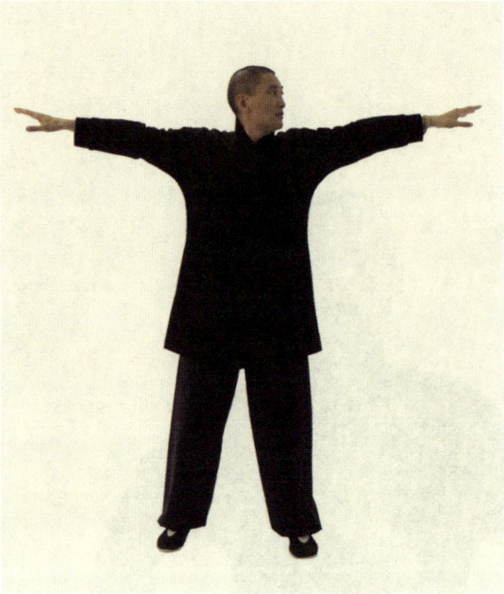

图 1.2

（2）两臂左右无限延伸，眼睛沿左手指尖远看。

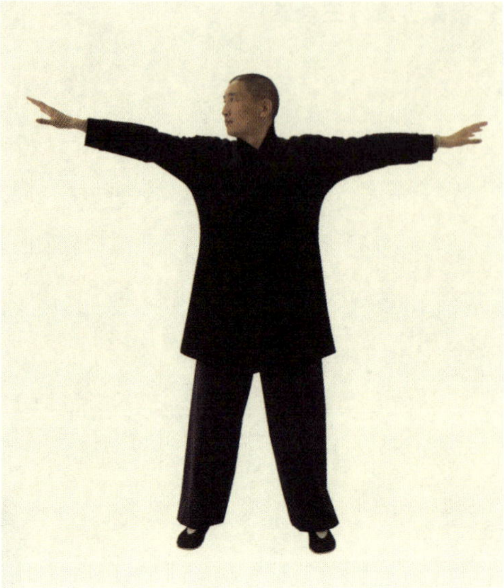

图 1.3

（3）两臂左右无限延伸，眼睛沿右手指尖远看。

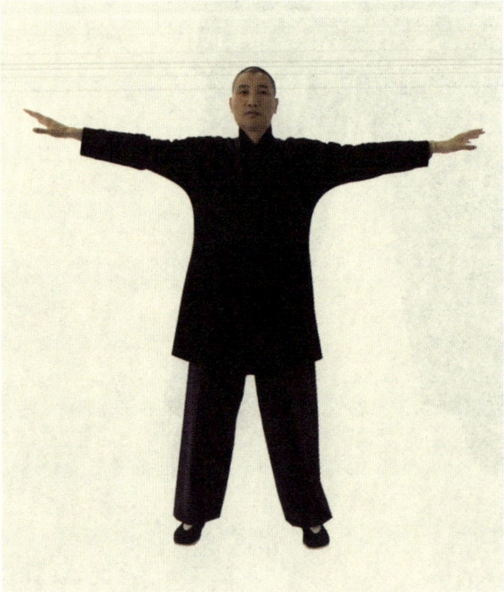

图 1.4

（4）两臂左右无限延伸，眼看正前方。

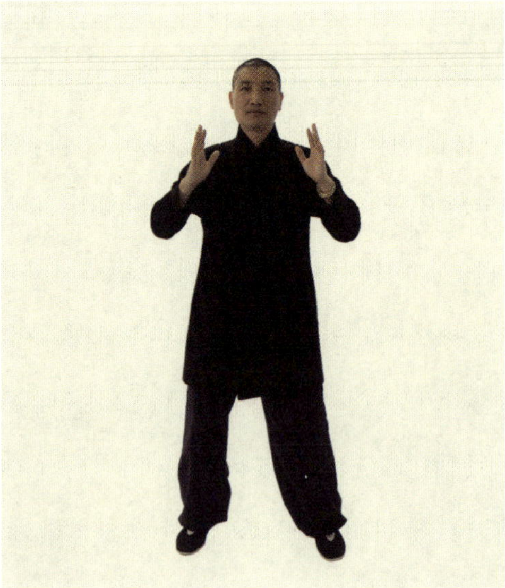

图 1.5

（5）重心下降，两掌心相对一合抱到两肩前。

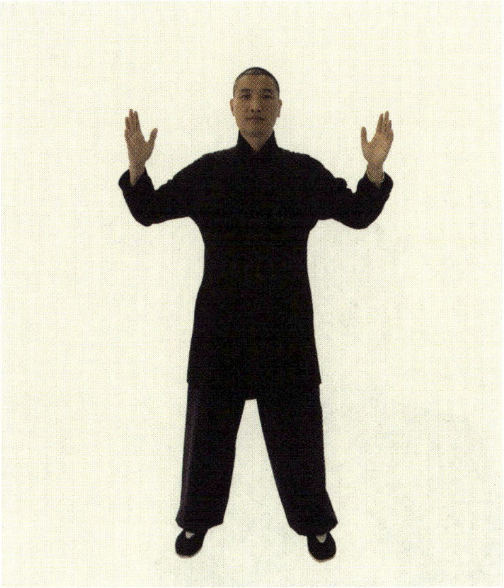

图 1.6

（6）重心上升，两掌开与两肘宽。

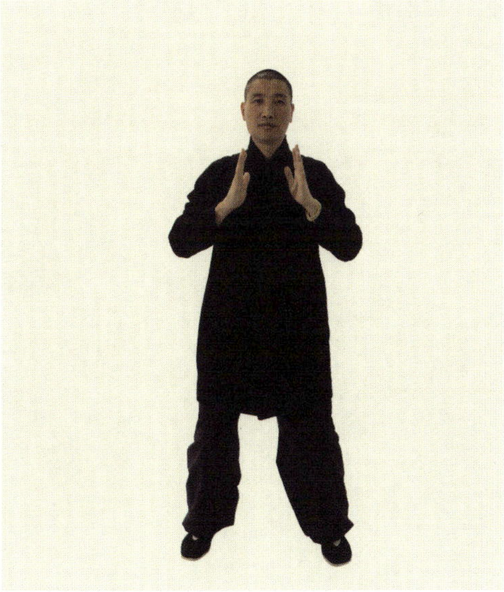

图 1.7

（7）重心下降，两掌心相对二合抱到胸前。

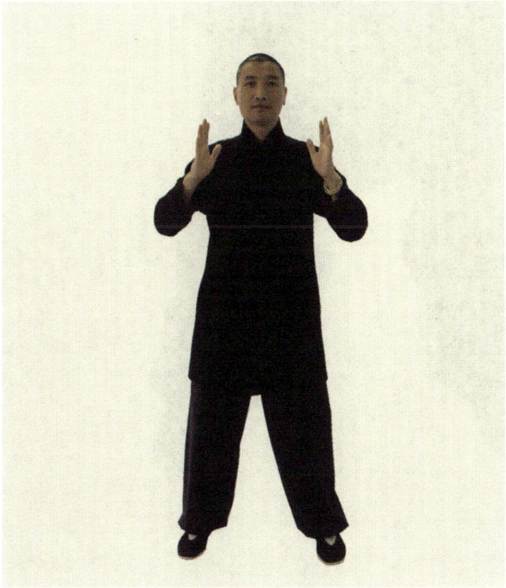

图 1.8

（8）重心上升，两掌开与两肩宽。

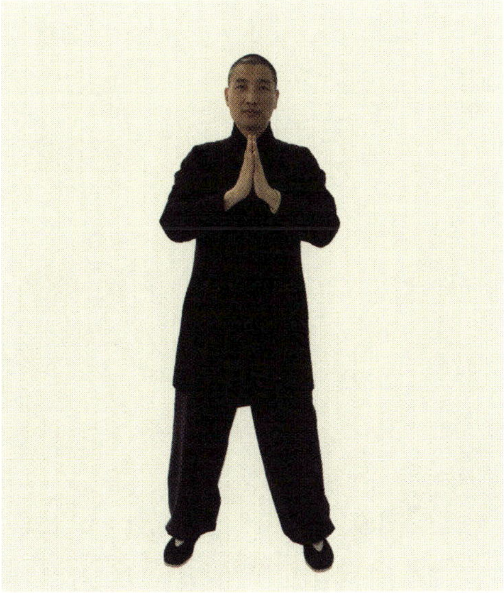

图 1.9

（9）重心下降，两掌心相对三合抱，在胸前合十，中正安舒。

2. 仙人指路

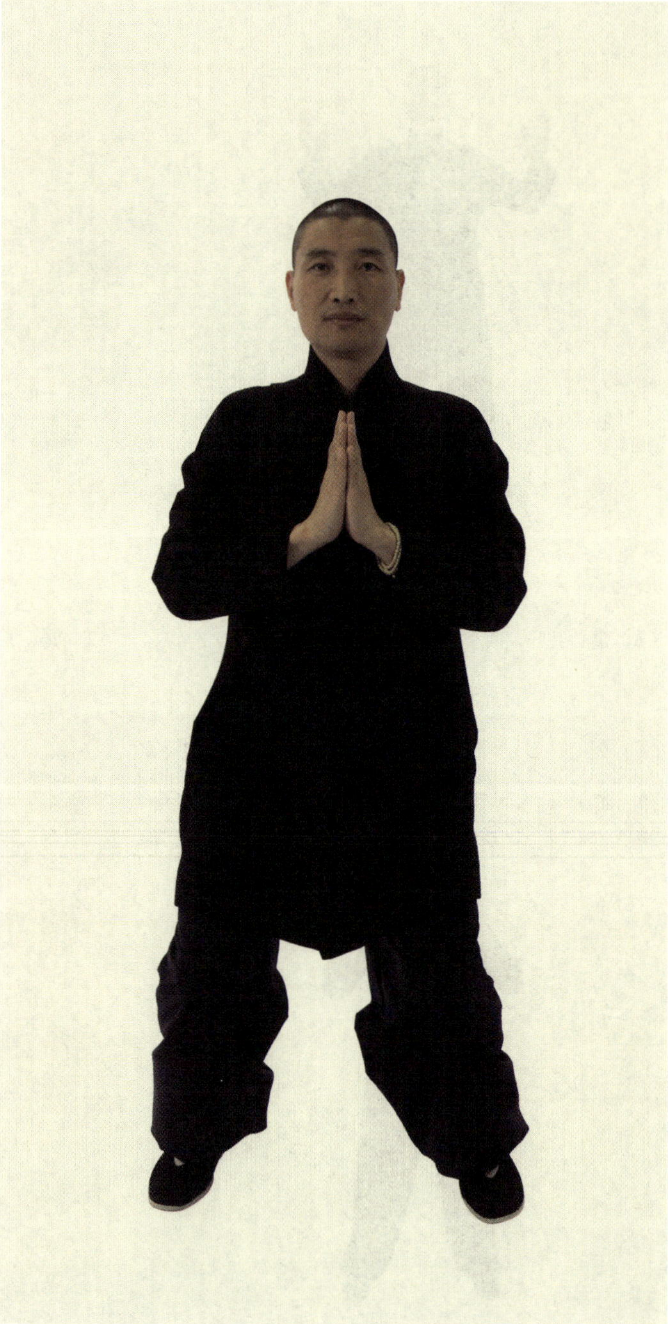

图 2.1

（1）重心下降，蹲成马步，双掌贴向胸口。

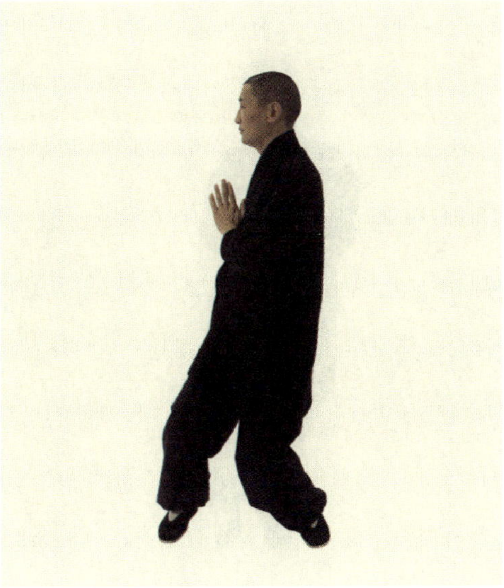

图 2.2

（2）向右转身 90 度。

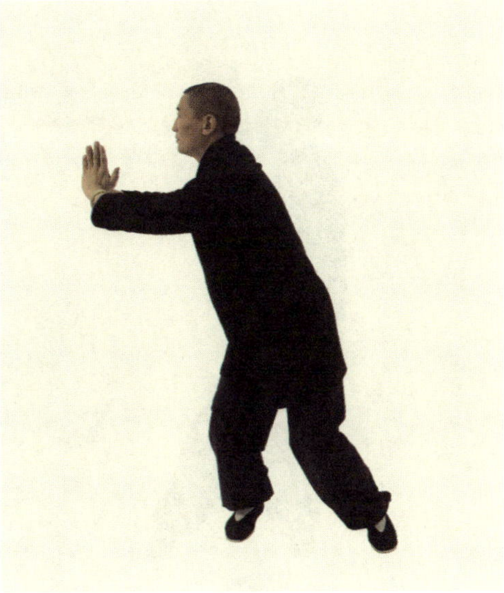

图 2.3

（3）重心移向右脚，双掌向右前方推出。

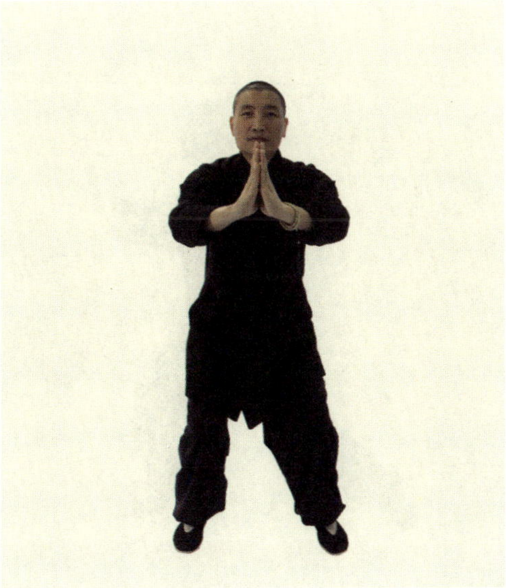

图 2.4

（4）重心移向两脚前掌，同时左转身 90 度，双掌水平划弧至正前。

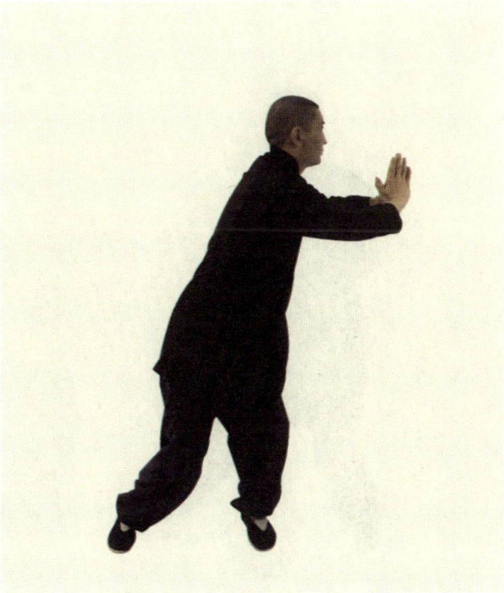

图 2.5

（5）重心移向左脚，同时左转身 90 度，双掌水平划至左前方。

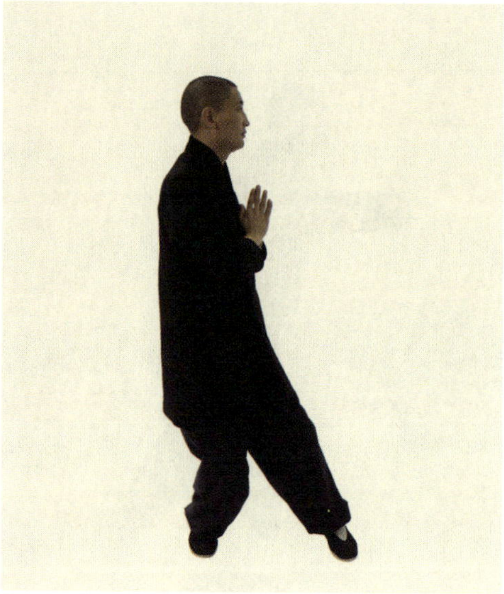

图 2.6

（6）重心移向右脚，同时双掌收向胸口。

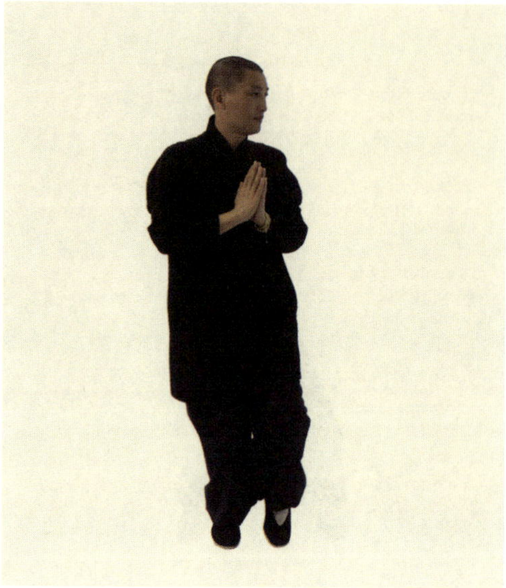

图 2.7

（7）向右转身 45 度，同时左脚顺时针钩挂，重心不起。

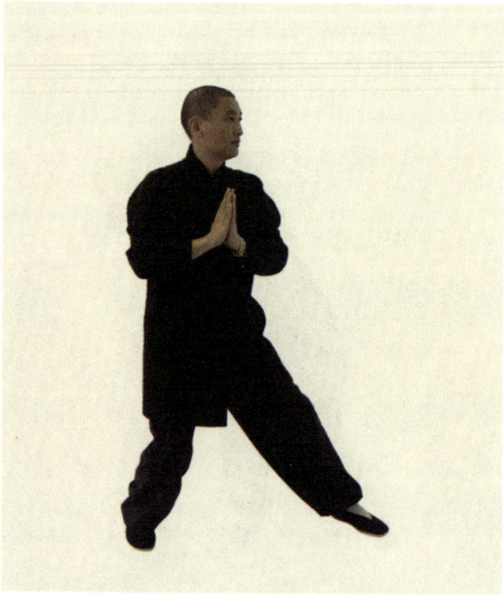

图 2.8

（8）左脚向左前方迈出一大步。

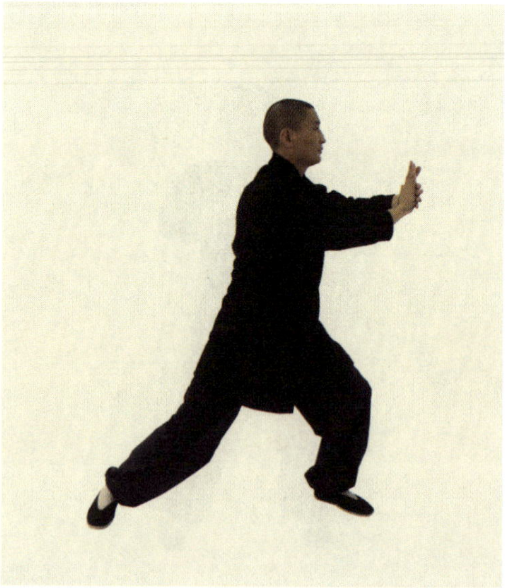

图 2.9

（9）重心移向左腿，同时身体左转，双掌搓磨成十字手推出。

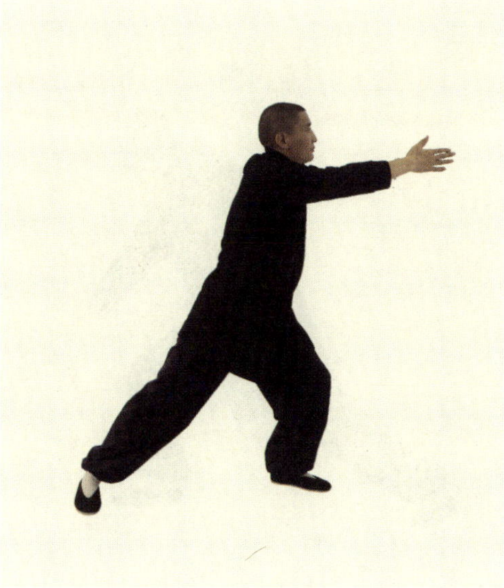

图 2.10

（10）双掌反搓，十指并拢。

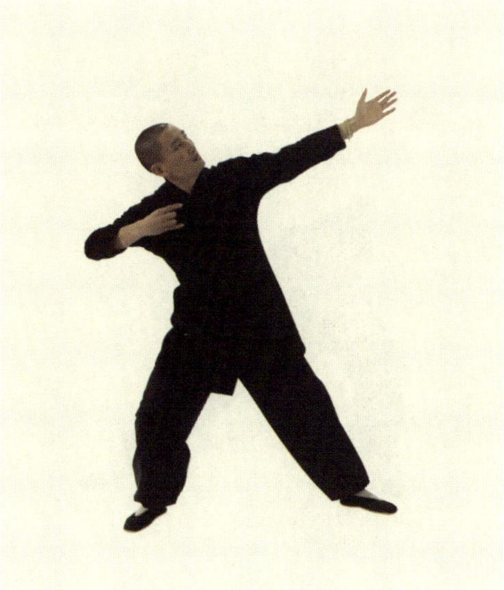

图 2.11

（11）左脚蹬地，右肘右顶，重心移向右脚，成拉弓式。

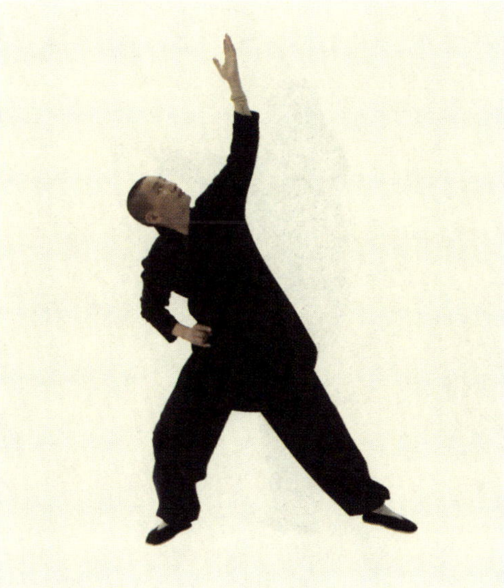

图 2.12

（12）身体右转，右手下按胯前，左手划向天上。

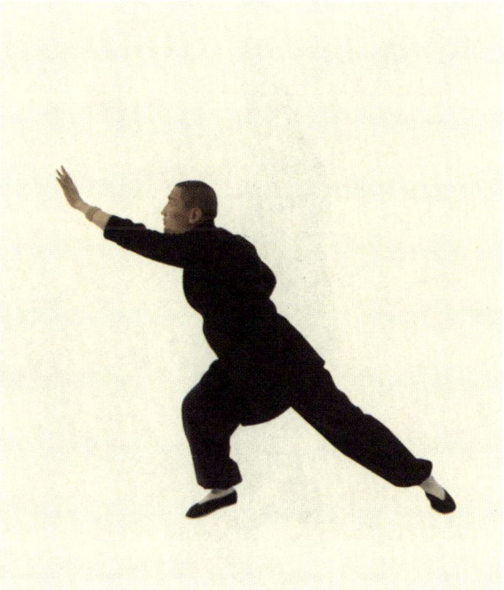

图 2.13

（13）继续右转身，左手向右无限延伸。

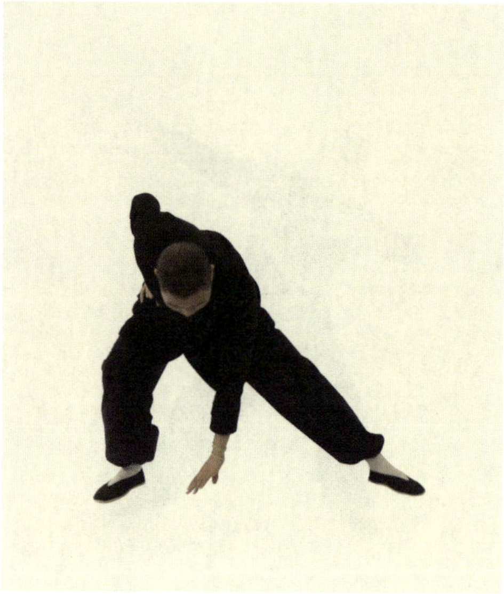

图 2.14

（14）重心下降，左转身，左手落至两脚之间，右脚尖内扣。

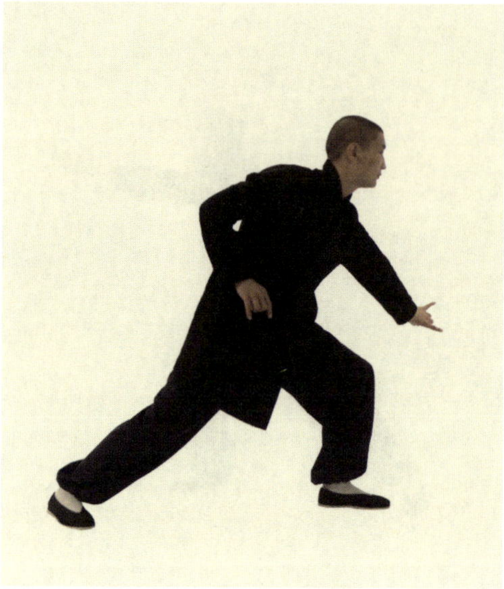

图 2.15

（15）重心渐移至左脚，左脚尖外旋 90 度。

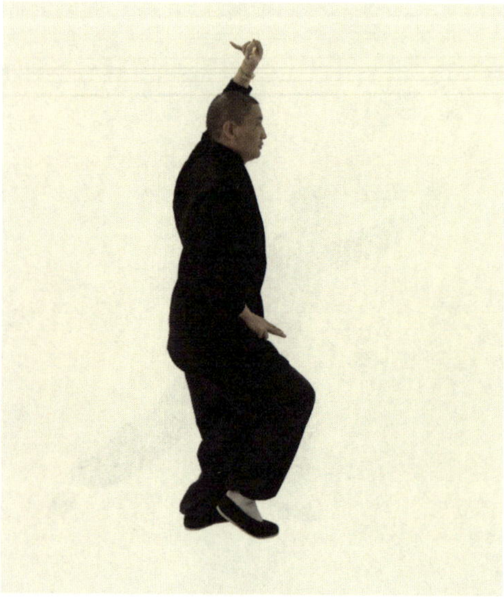

图 2.16

（16）左手旋起，右脚点地靠向左脚。

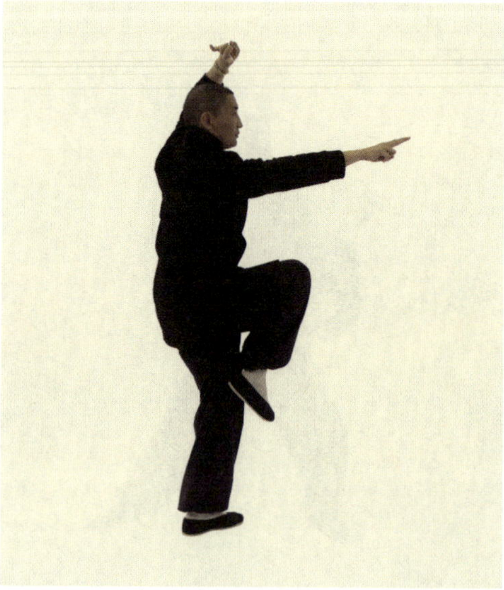

图 2.17

（17）左手掌心向上，右手沿右膝上方刺出。

3. 金童叠掌（三转掌）

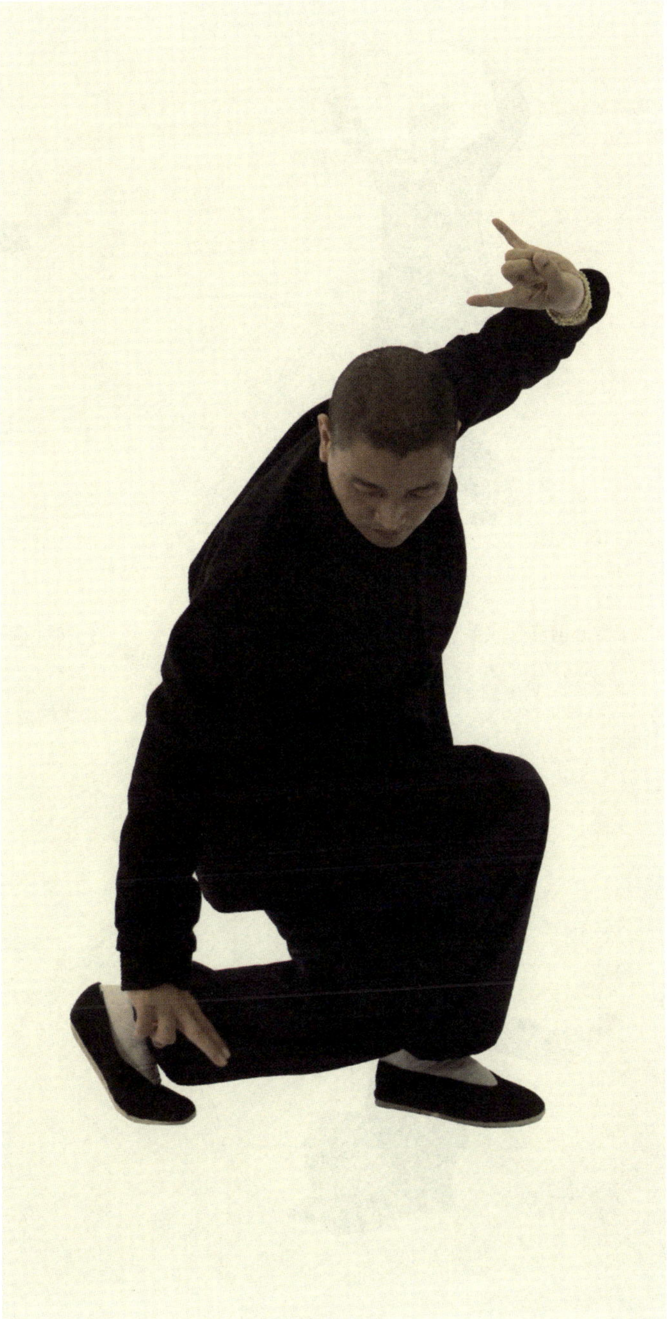

图　3.1

（1）重心下降，屈左腿，右脚前踩，成交叉步，同时右肘后顶，右手下按，左脚跟离地。

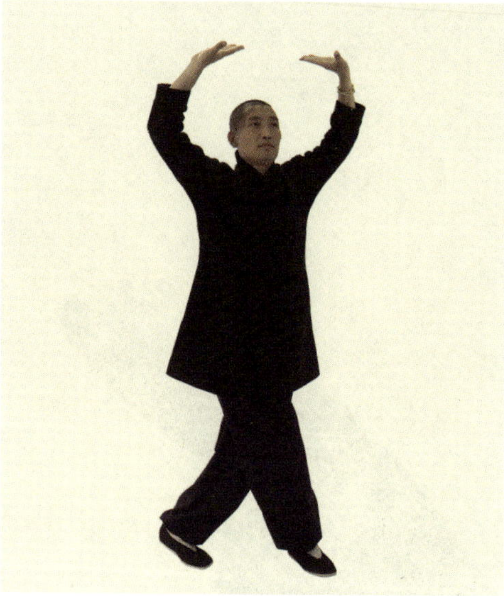

图 3.2

（2）重心前移，双手掌心向上，成托天式。

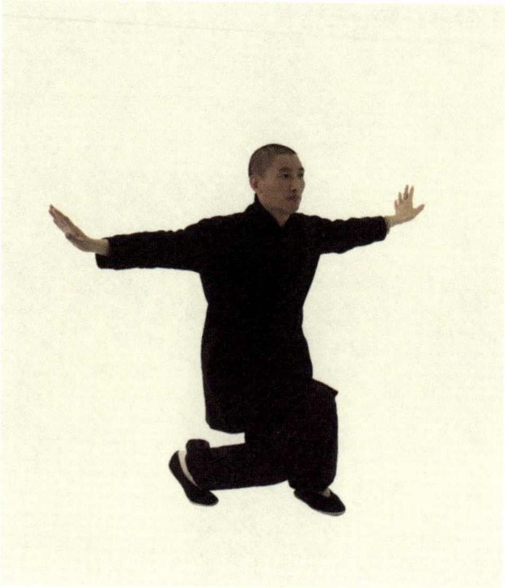

图 3.3

（3）重心降低，两手左右分开。

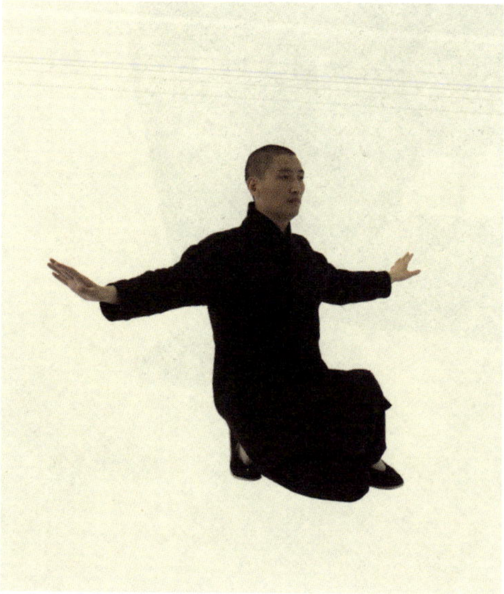

图 3.4

（4）双手展开，如平沙落雁。

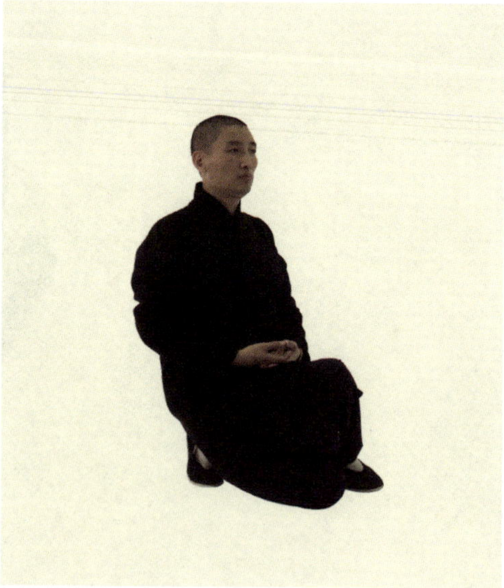

图 3.5

（5）双手左下右上，重叠与肚脐前下。

4. 玉女参禅

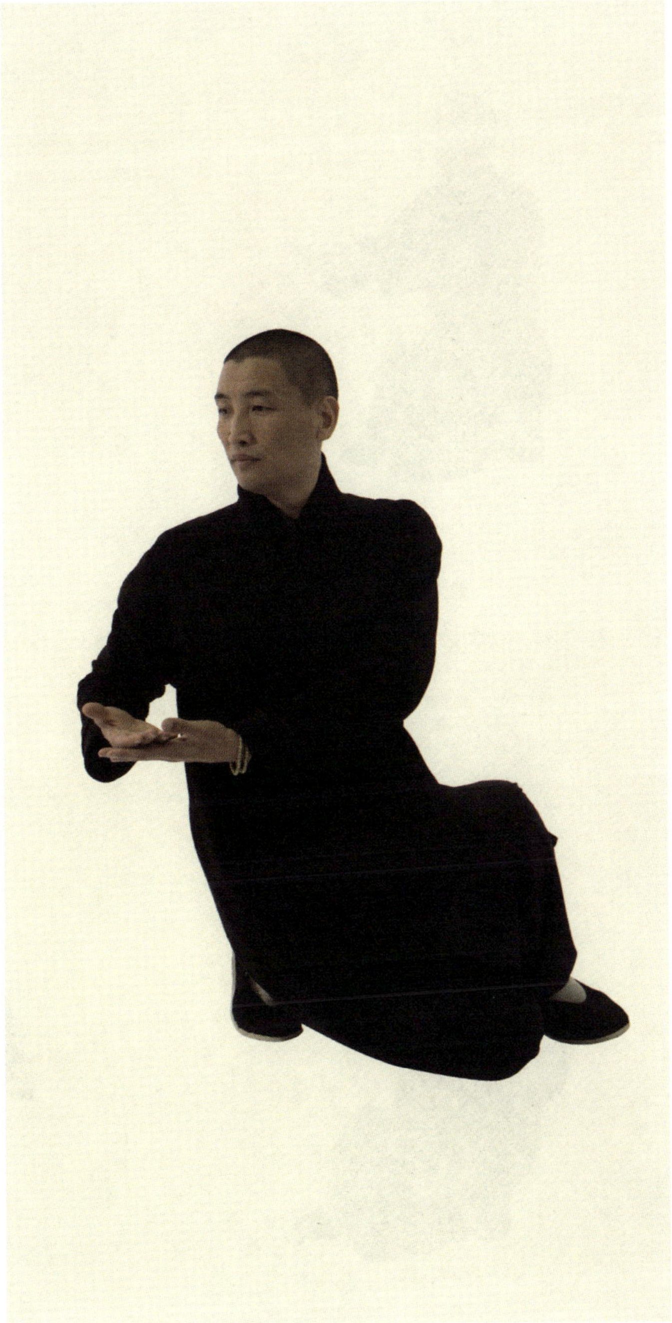

图　4.1

（1）身体右转，双掌伸到身体右侧。

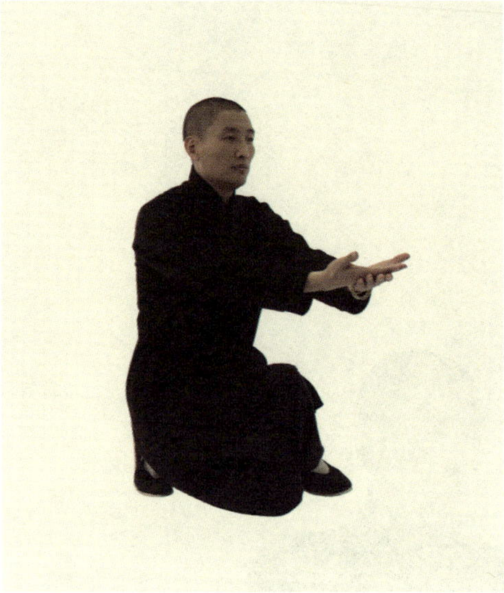

图 4.2

（2）身体左转，双掌逆时针划圆到身体前方。

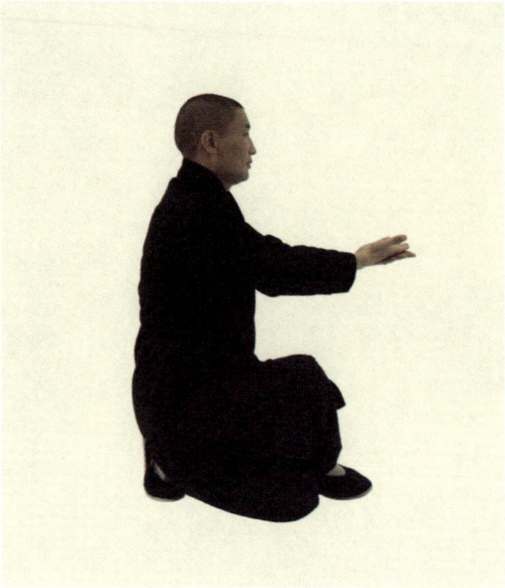

图 4.3

（3）身体左转，双掌逆时针划圆到身体左侧。

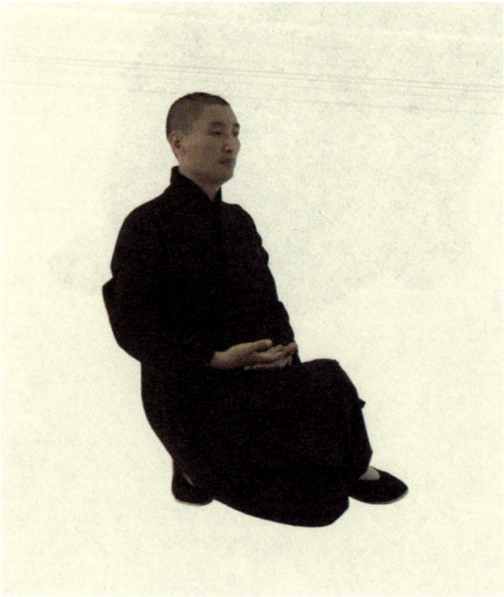

图 4.4

（4）双掌收到肚脐下方。

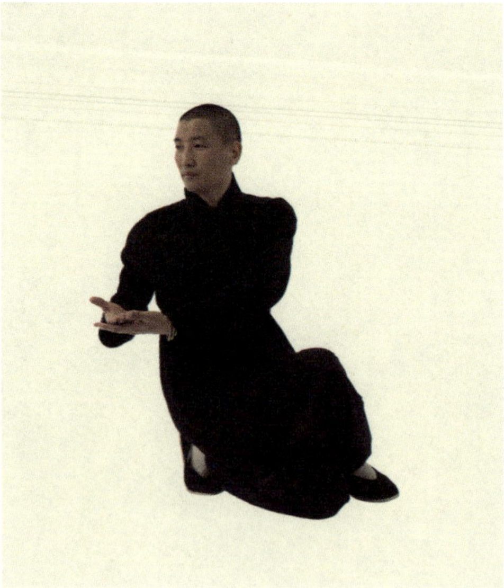

图 4.5

（5）同图 4.1，身体右转，双掌伸到身体右侧。

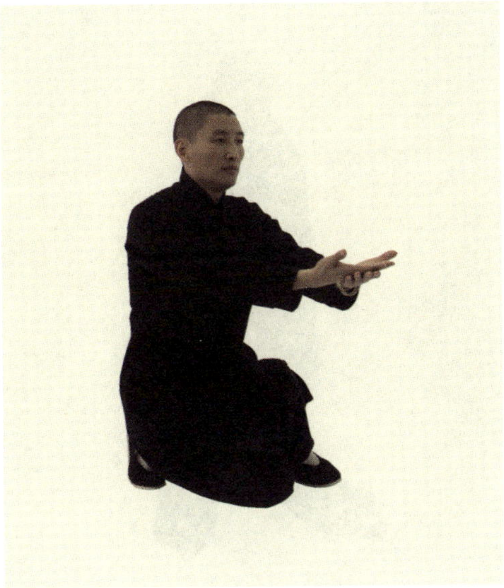

图 4.6

（6）同图 4.2，身体左转，双掌逆时针划圆到身体前方。

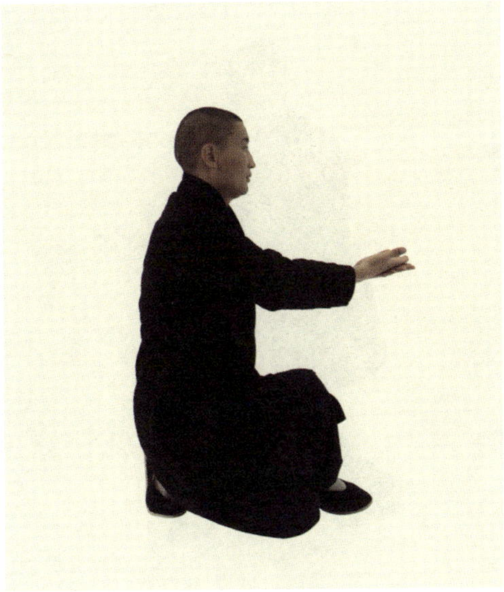

图 4.7

（7）同图 4.3，身体左转，双掌逆时针划圆到身体左侧。

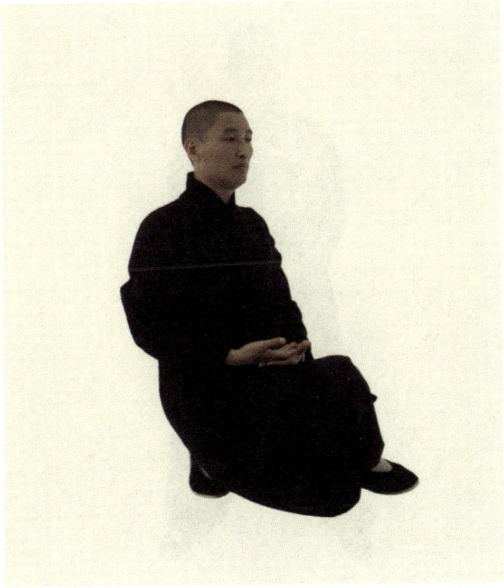

图 4.8

（8）同图 4.4 双掌收到肚脐下方。

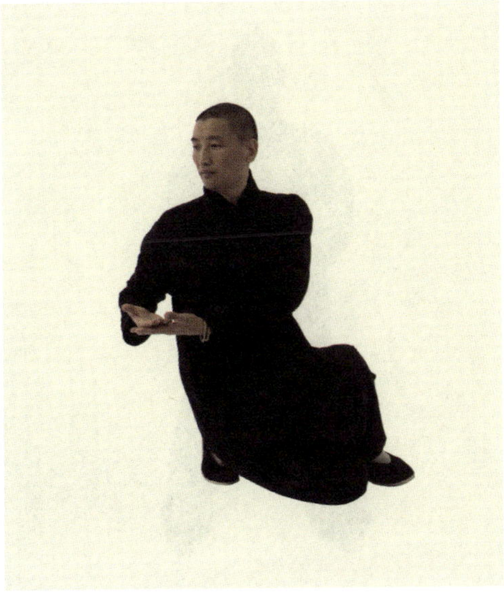

图 4.9

（9）同图 4.1，身体右转，双掌伸到身体右侧。

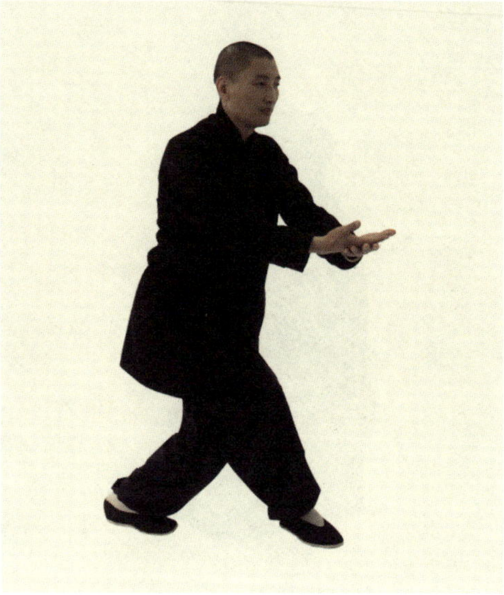

图　4.10

（10）身体左转，重心上升，同时右脚尖内扣。

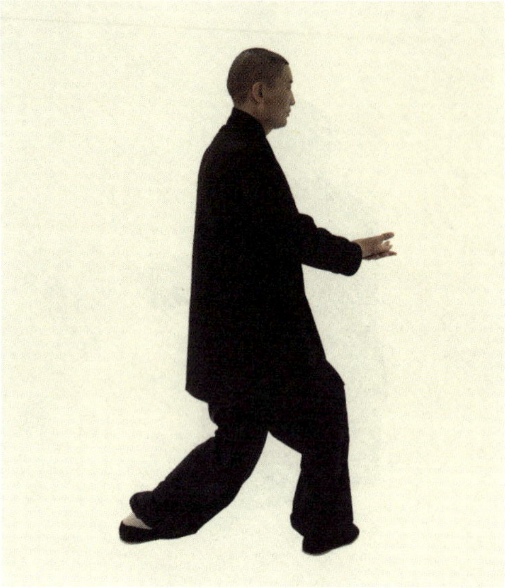

图　4.11

（11）身体左转，同时右脚尖内扣。

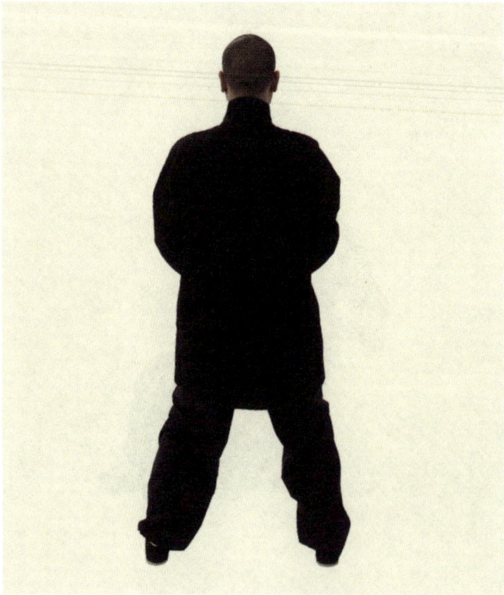

图　4.12

（12）身体左转，面向西方，双腿弯曲，双手收至肚脐下。

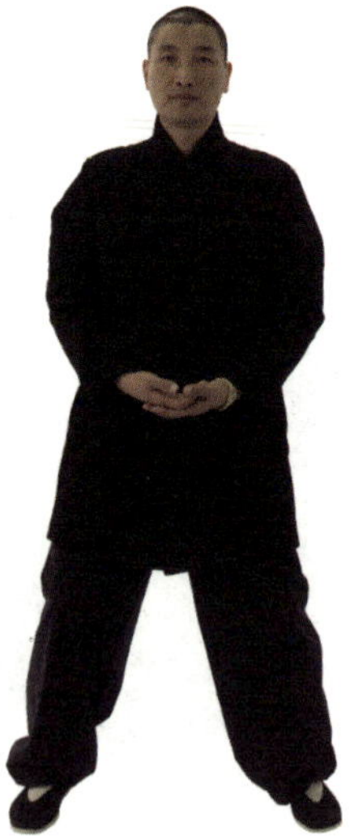

图　4.12

（正面图）

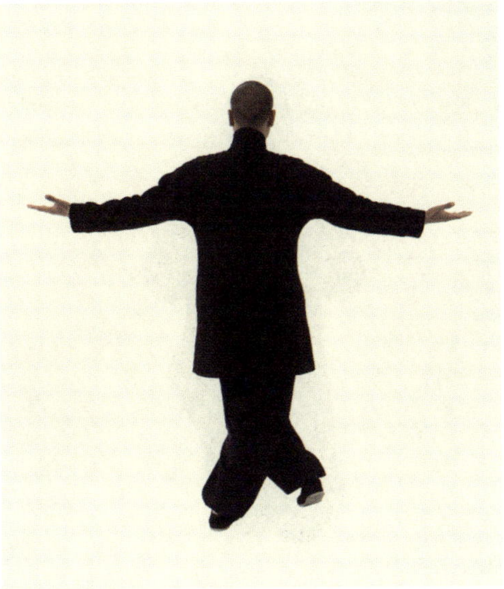

图 4.13

（13）双手左右摊开上托，左脚向右交叉步。

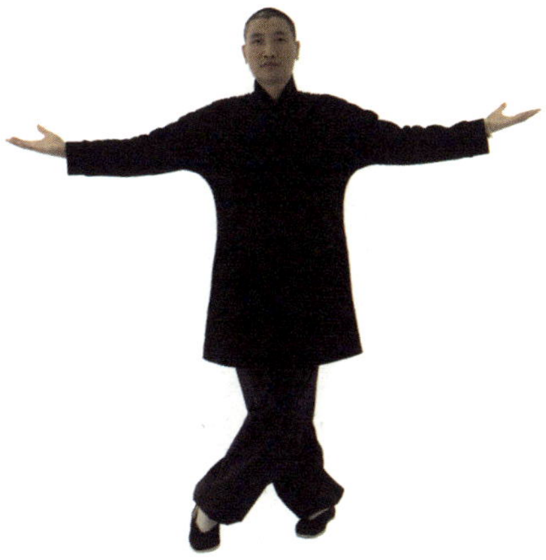

图 4.13

（正面图）

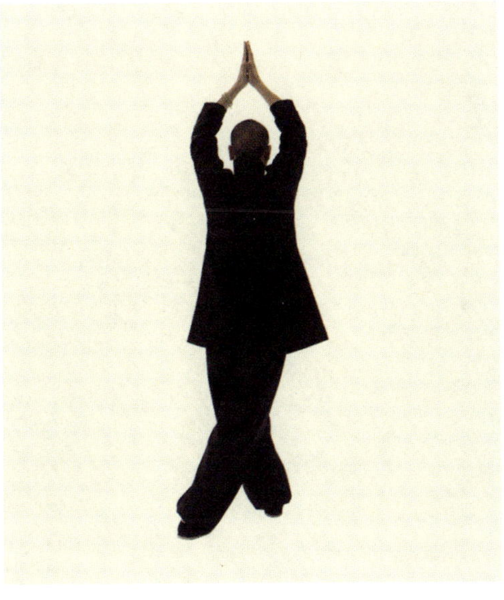

图 4.14

（14）双掌合于头顶，右脚跟离地。

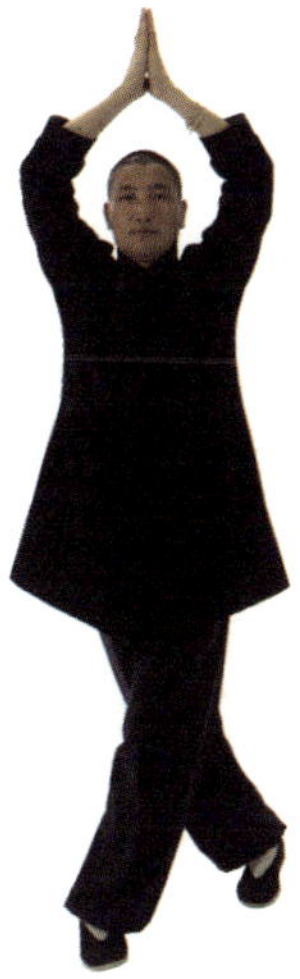

图 4.14

（正面图）

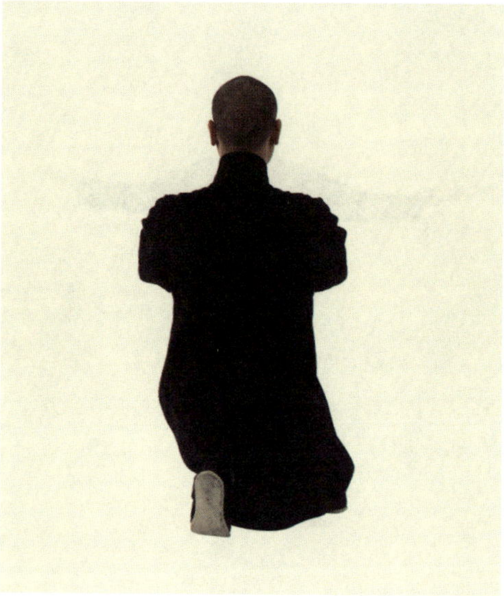

图 4.15

（15）重心下降，双掌落至胸前。

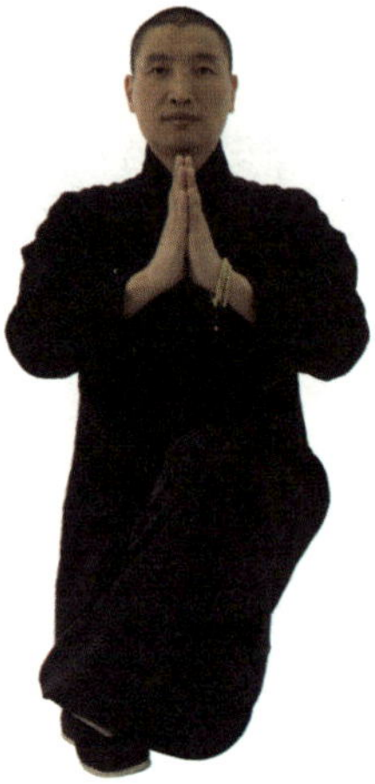

图 4.15

（正面图）

5. 金刚抚琴（三按掌）

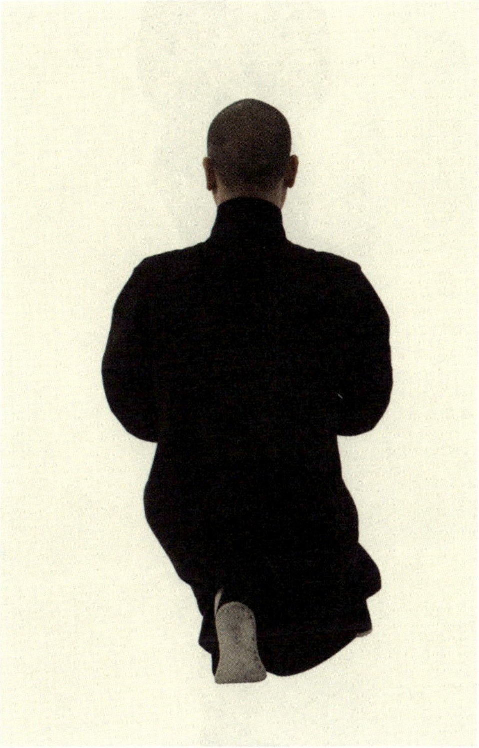

图　5.1

（1）双手搓至肚脐下，左手下右手上。

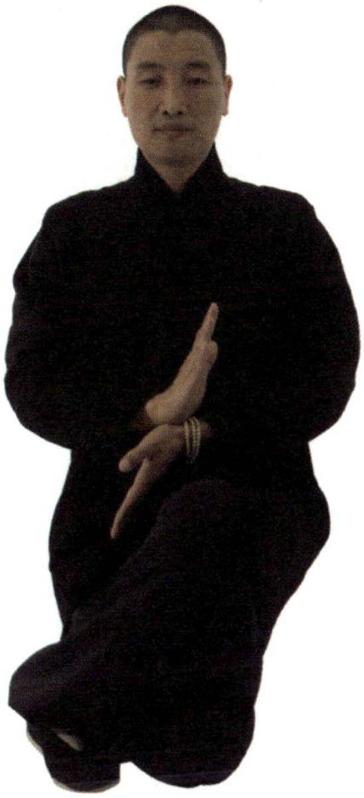

图　5.1

（正面图）

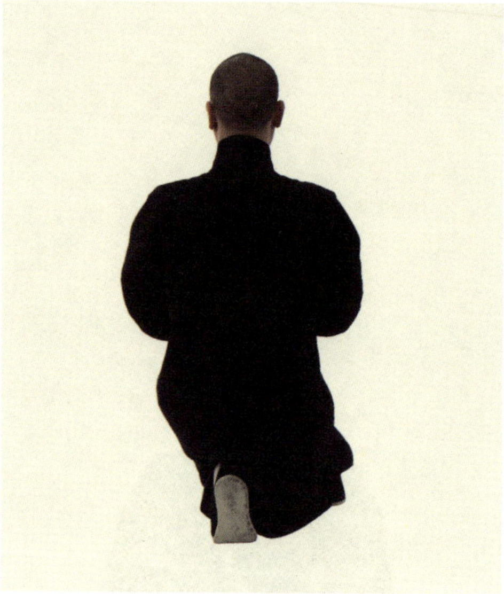

图 5.2

（2）顺时针转成双掌心向外，右手上左手下。

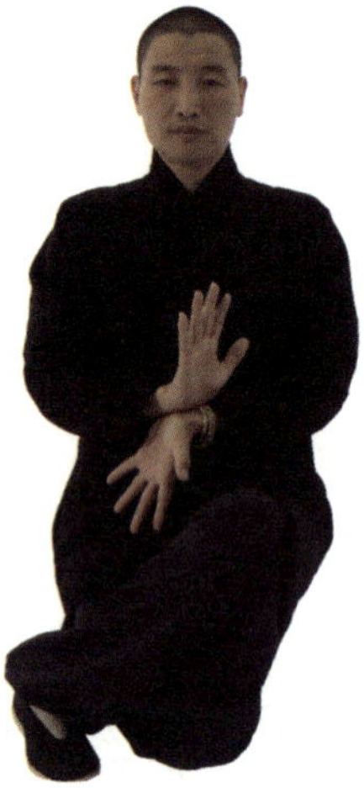

图 5.2

（正面图）

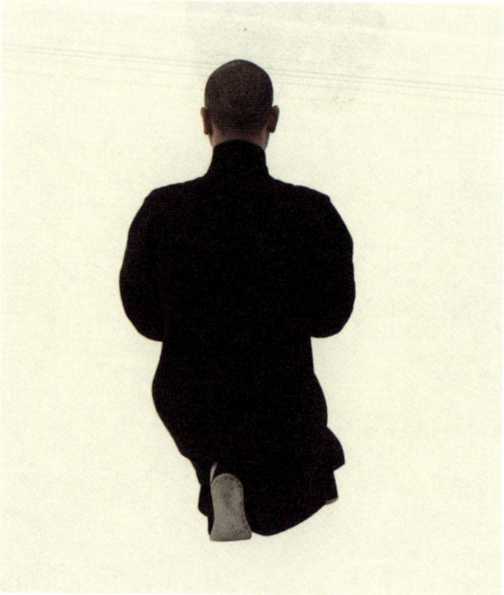

图 5.3

（3）顺时针旋转 180 度，右手下左手上。

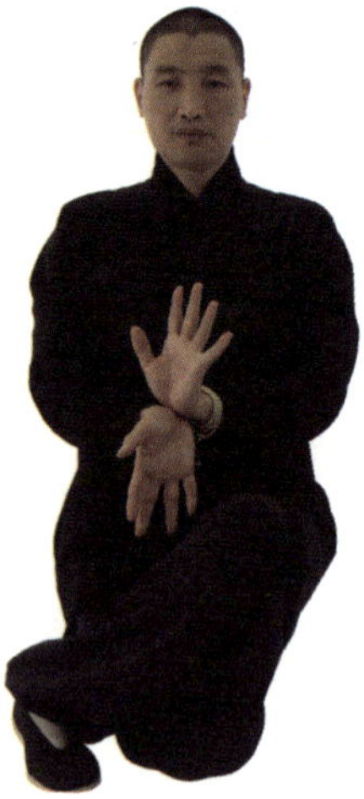

图 5.3

（正面图）

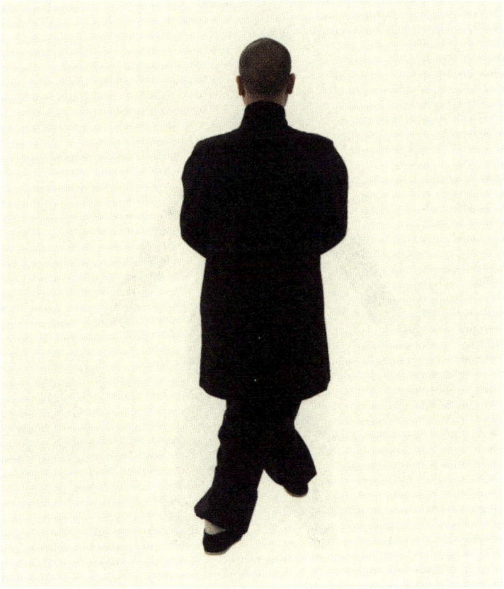

图 5.4

（4）重心升起，双掌心向下，左掌附于右掌背。

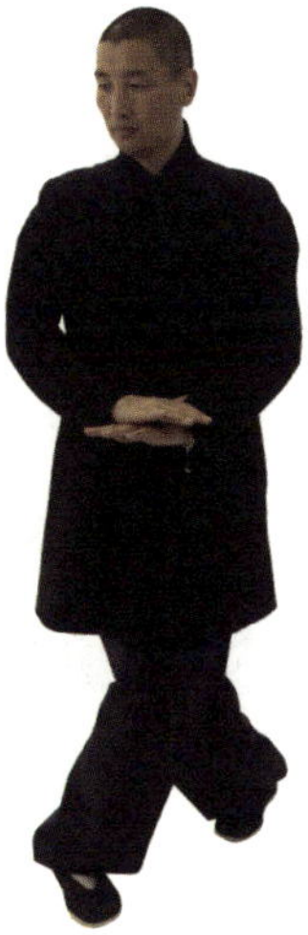

图 5.4

（正面图）

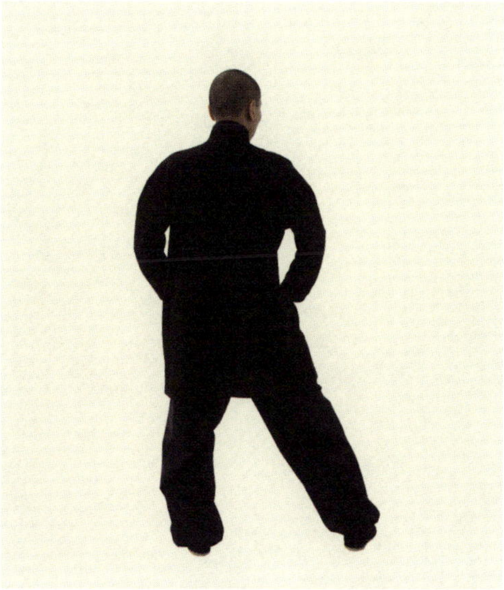

图 5.5

（5）同图 5.4 双掌收到肚脐下方。

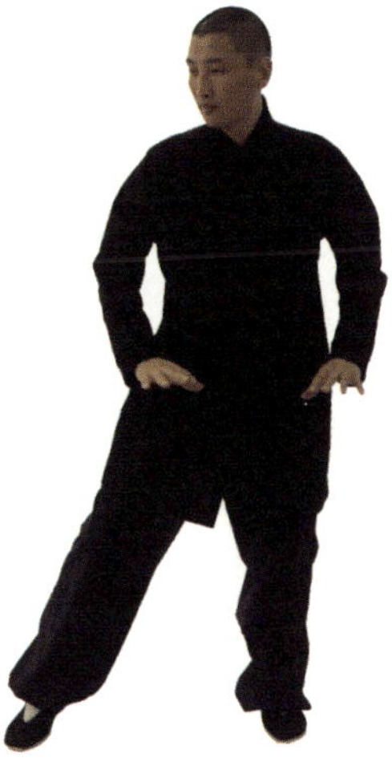

图 5.5

（正面图）

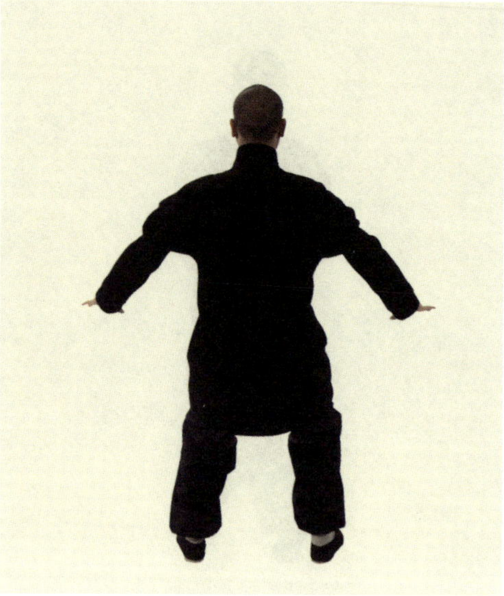

图 5.6

(6)重心向右移至两脚之间,两掌左右平按与胯平。

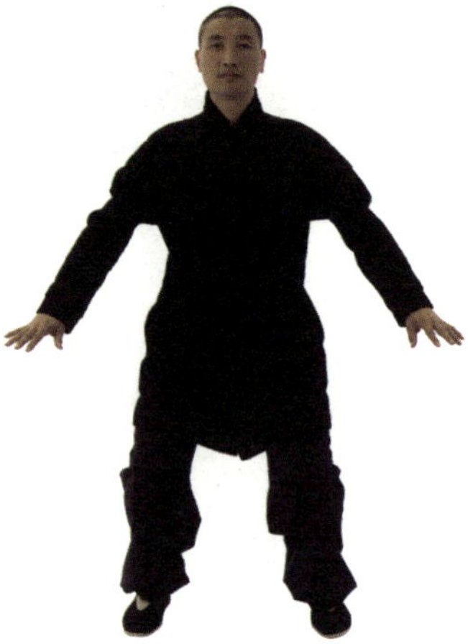

图 5.6

(正面图)

5. 罗汉栽捶

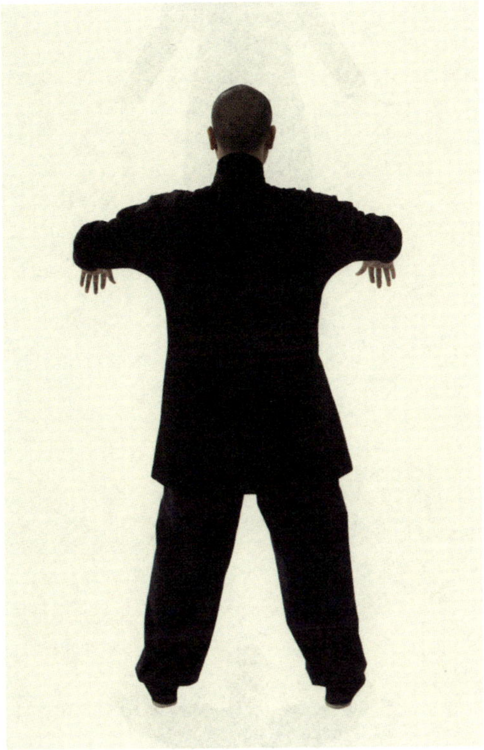

图　6.1

（1）重心上升，双手松垂提与腰平。

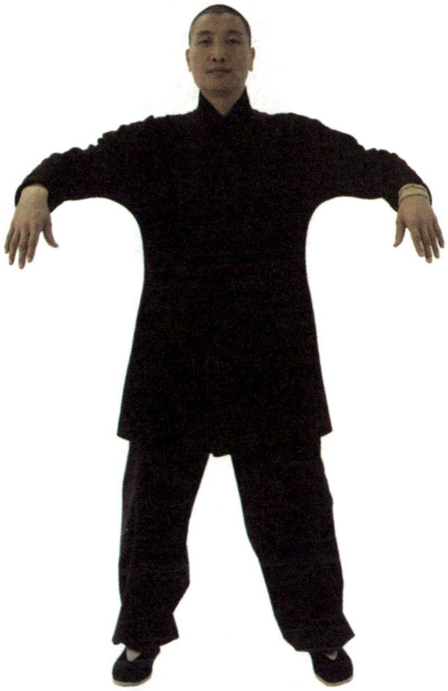

图　6.1

（正面图）

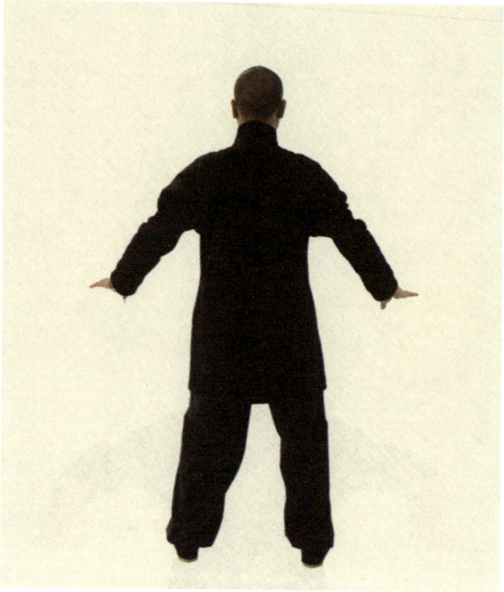

图 6.2

（2）重心下降，双手扶按，一按掌与胯平。

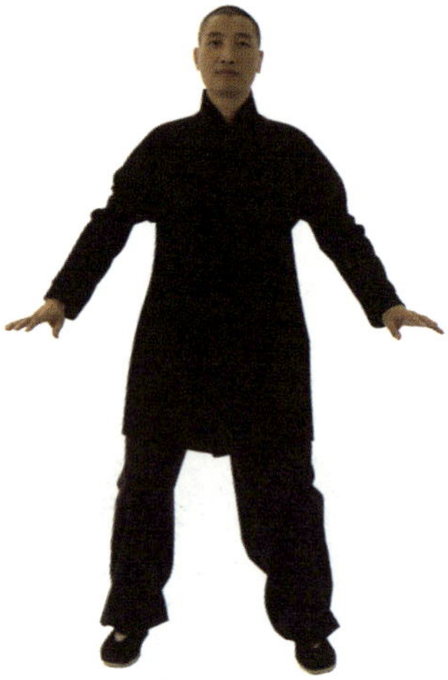

图 6.2

（正面图）

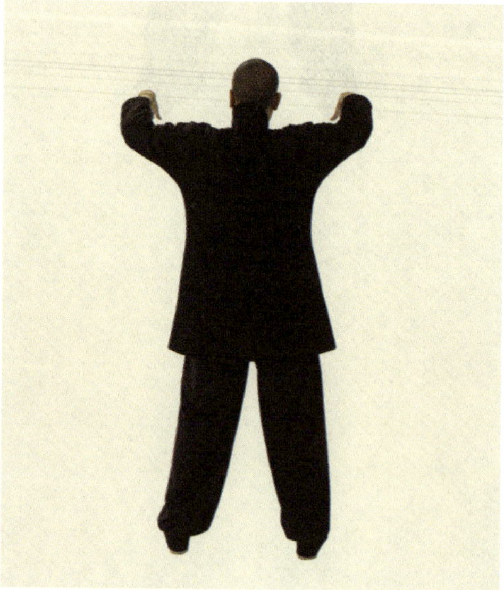

图 6.3

（3）重心上升，双手松垂上提与肩平。

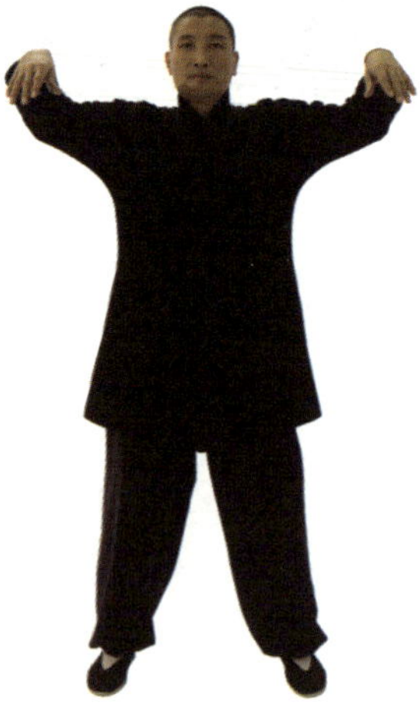

图 6.3

（正面图）

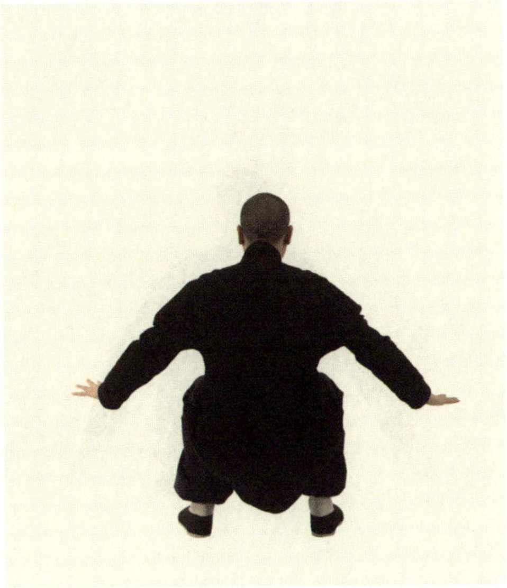

图 6.4

（4）重心下降，双手扶按，二按掌与膝平。

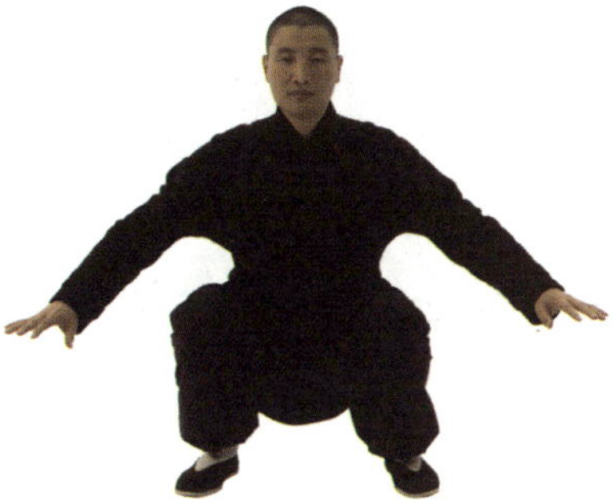

图 6.4

（正面图）

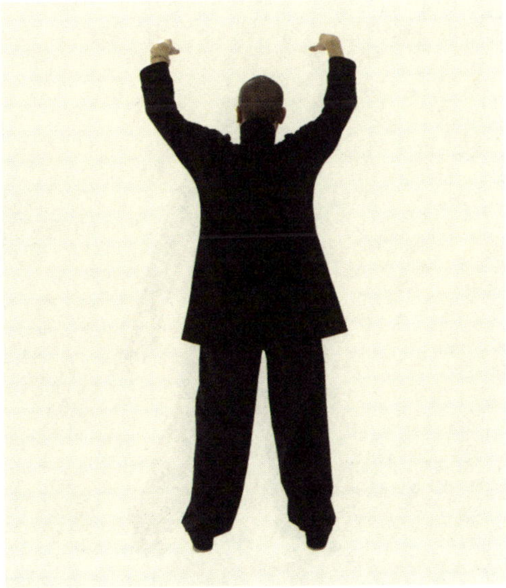

图 6.5

（5）重心上升，双手松垂上提与头顶平。

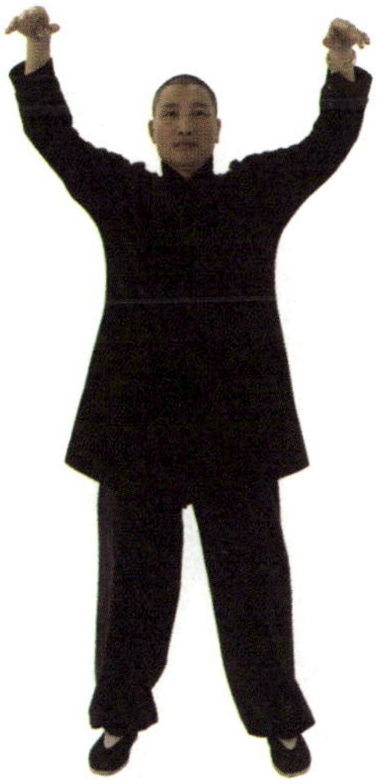

图 6.5

（正面图）

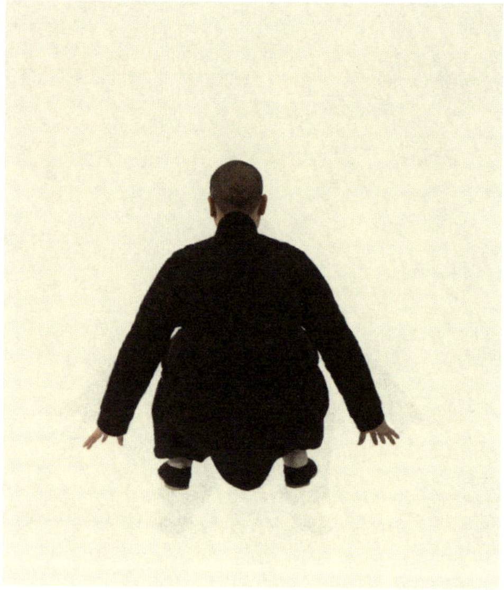

图 6.6

（6）重心下降，双手扶按，三按掌与脚踝平。

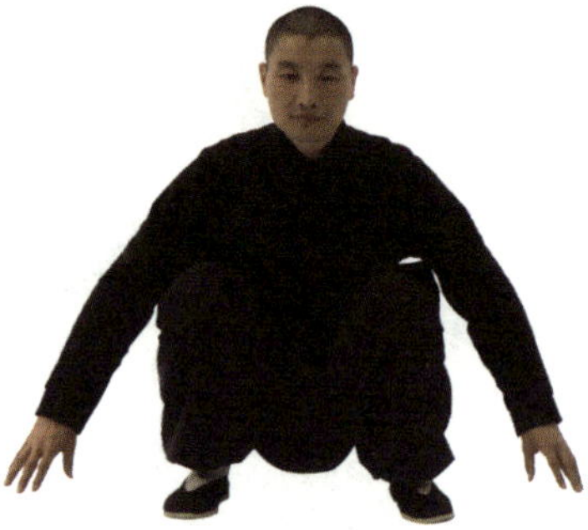

图 6.6

（正面图）

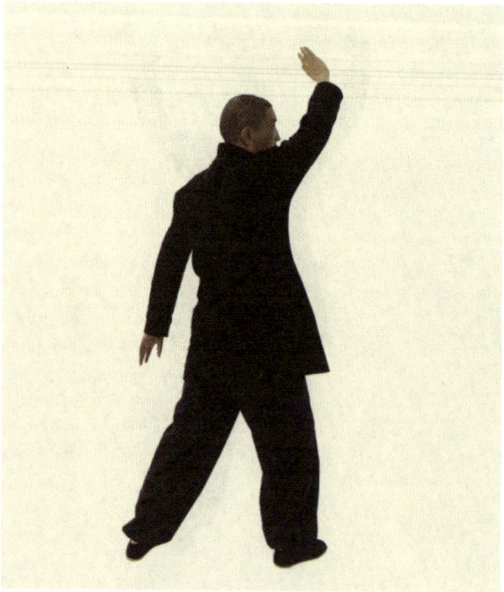

图 6.7

（7）右转身，右手上拦，右脚尖外旋。

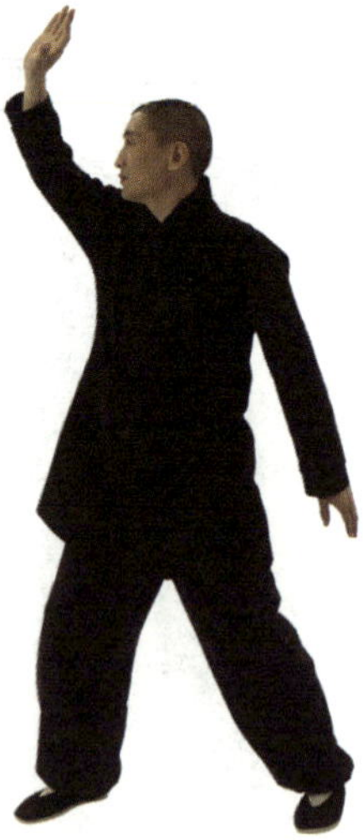

图 6.7

（正面图）

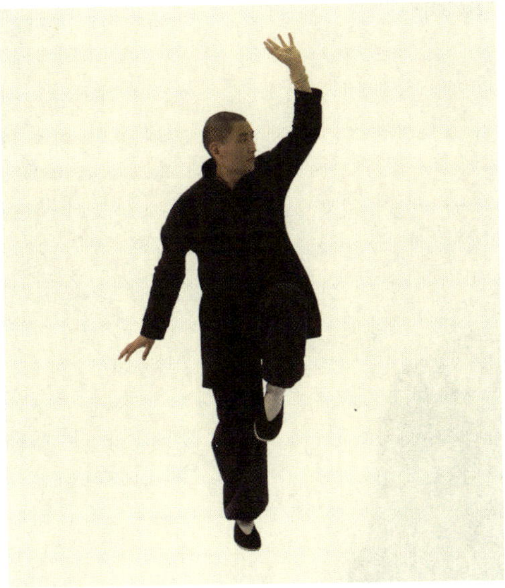

图 6.8

（8）右手按下，左手旋起，左膝内合提高。

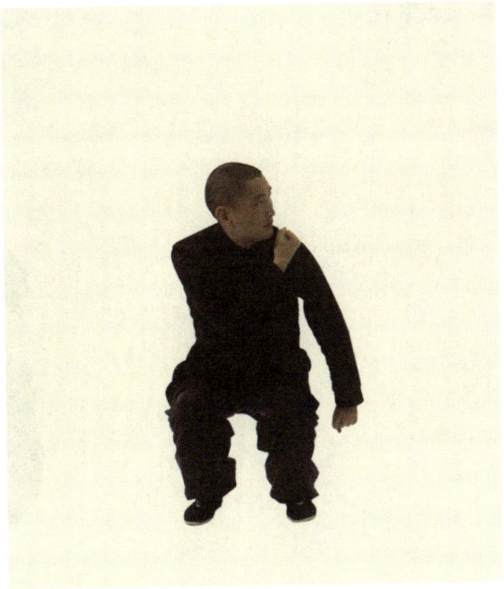

图 6.9

（9）左脚下踩，同时左手握拳下栽，右手握拳上钩，面朝东方，向左看。

7. 天人散花

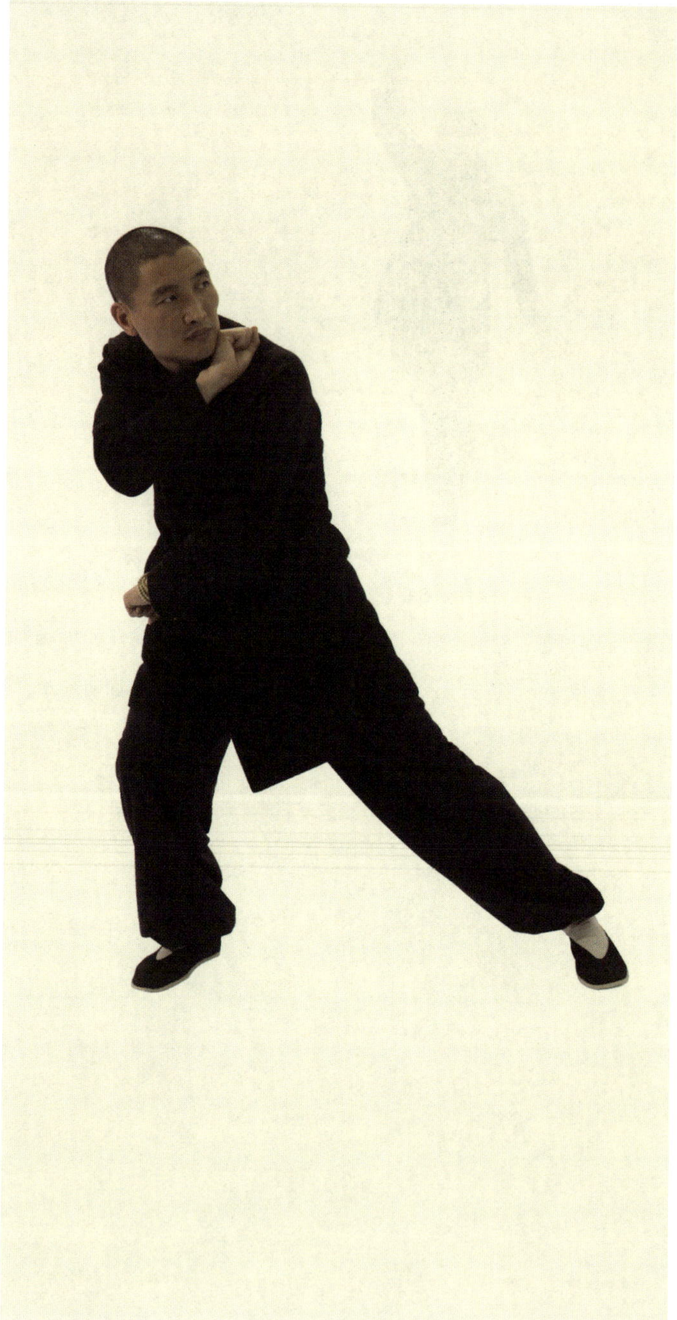

图 7.1

（1）右转身，重心右移，横开左步，左手旋至右跨，右手旋至左肩。

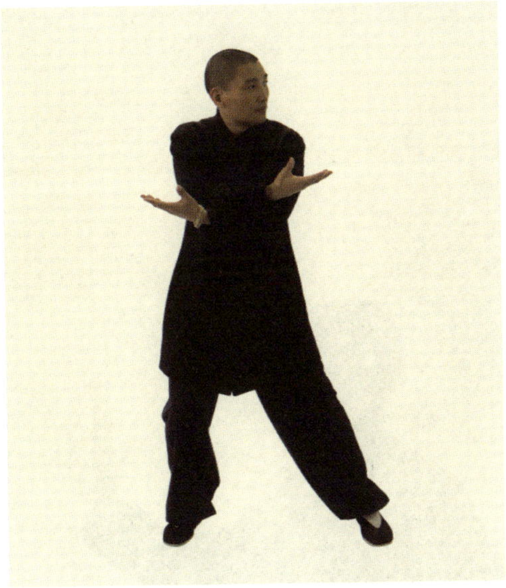

图 7.2

（2）蹬右脚，左转身，两拳化掌开至胸前。

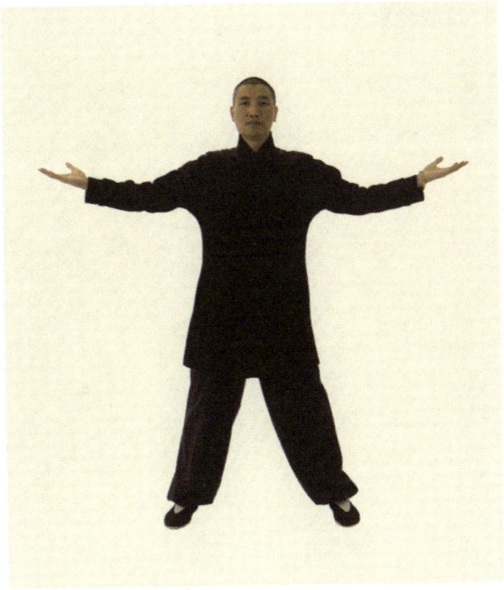

图 7.3

（3）重心上升，双臂左右平展。

8. 恭敬合掌

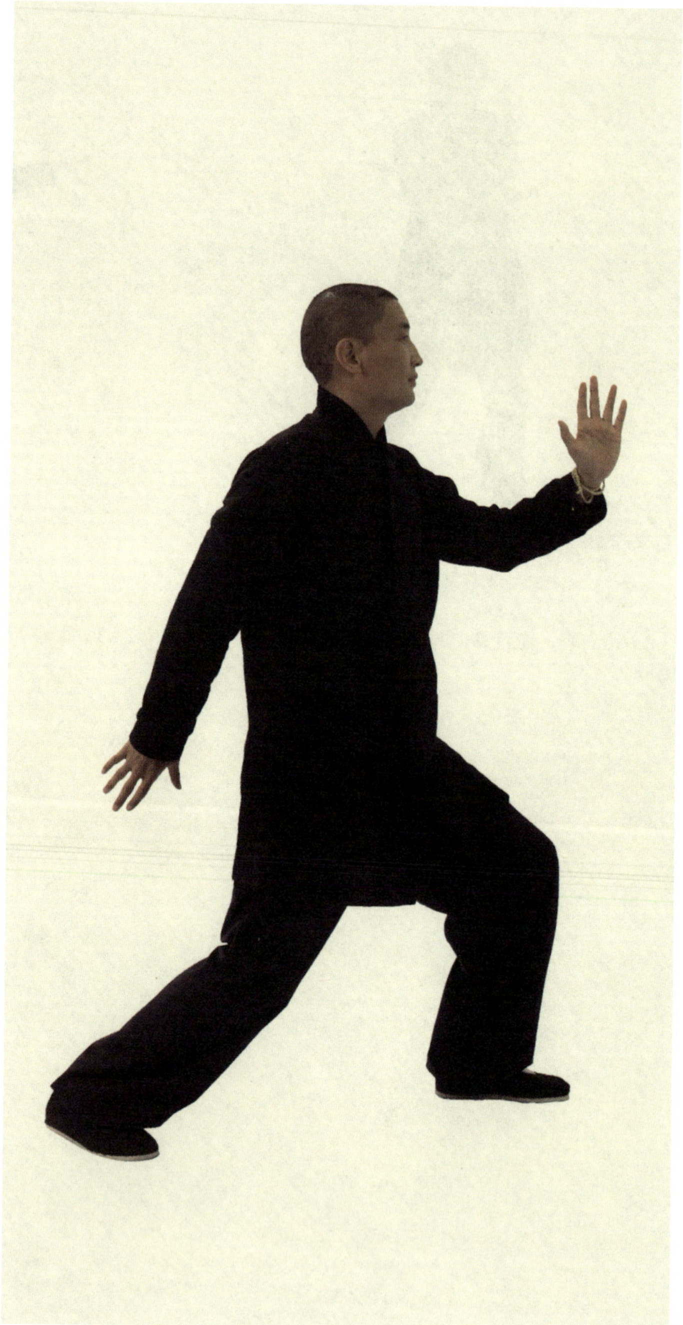

图 8.1

（1）重心下降，左转身左脚尖外旋 90 度，成左弓步，左手立掌胸前，右手护在尾椎后。

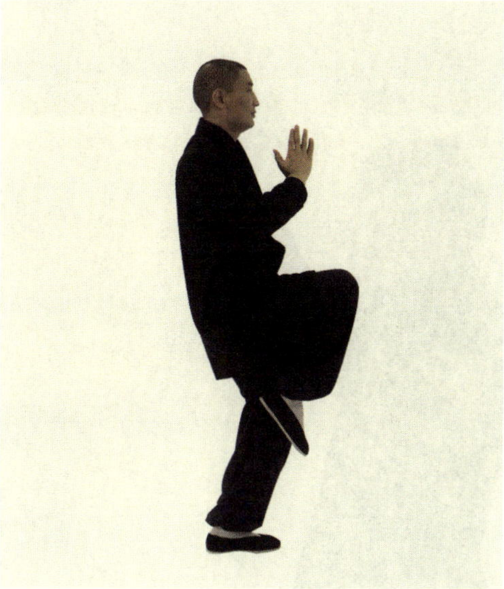

图 8.2

（2）右掌合于左掌，右膝提起。

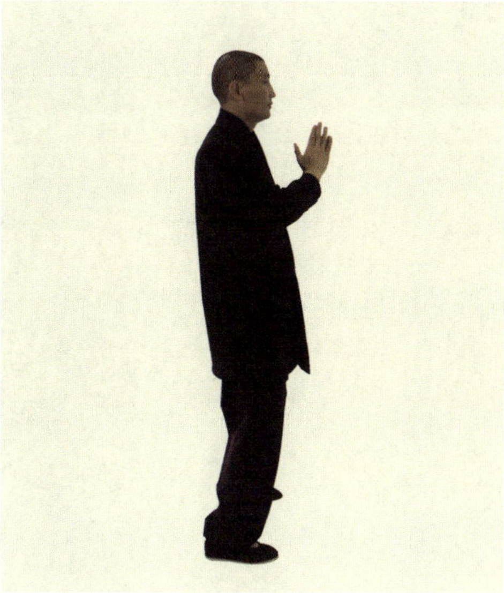

图 8.3

（3）右脚横开成自然步。

收势

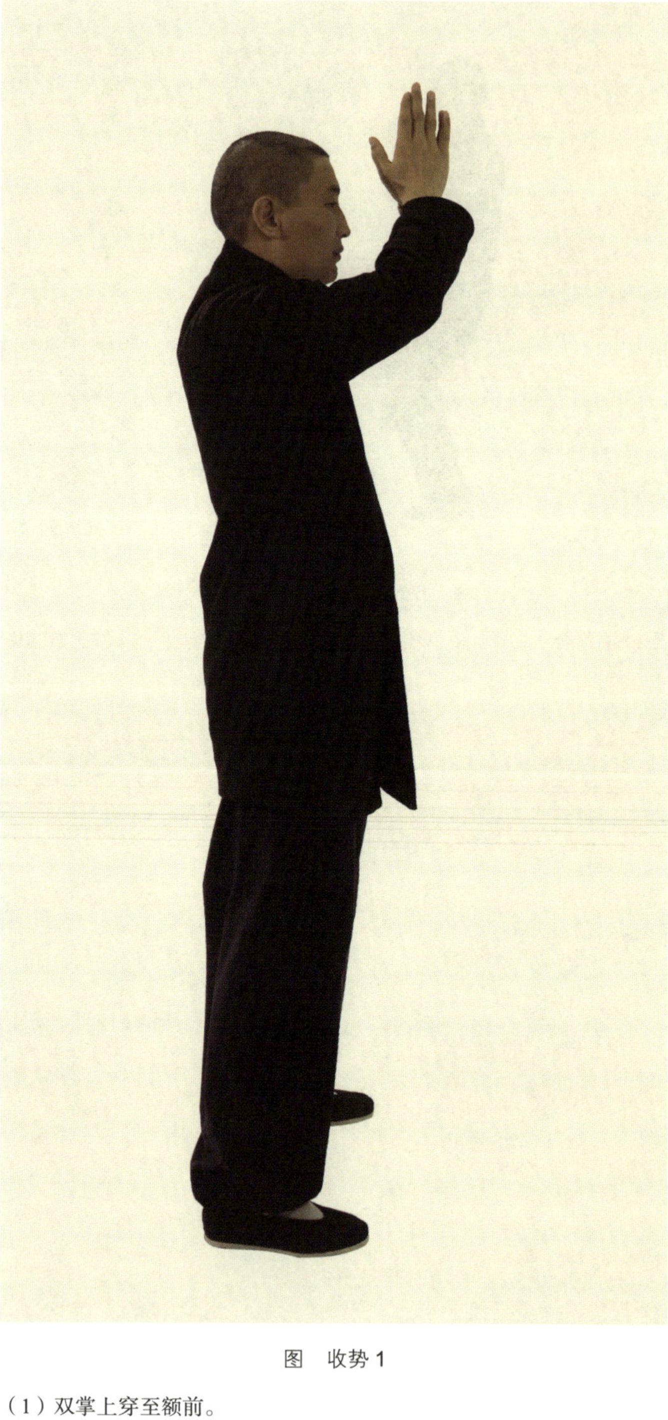

图　收势 1

（1）双掌上穿至额前。

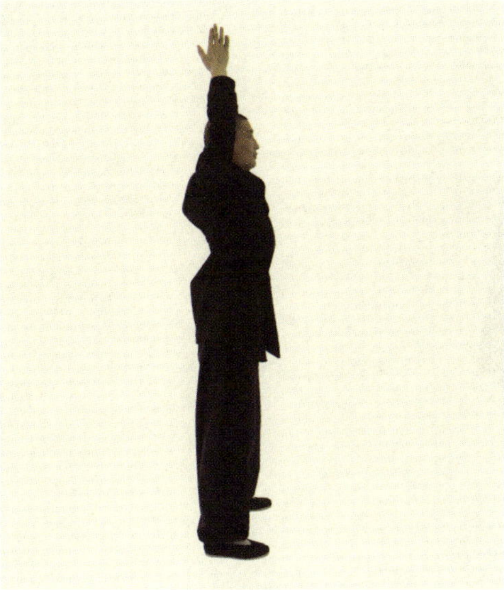

图 收势 2

（2）双掌上穿至头顶

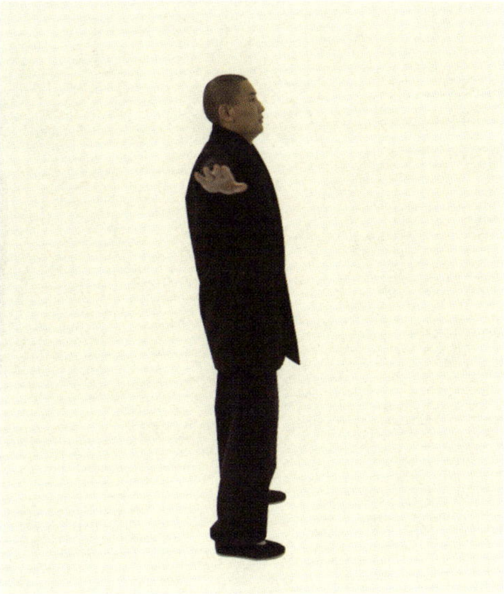

图 收势 3

（3）双掌左右分开，掌心朝外。

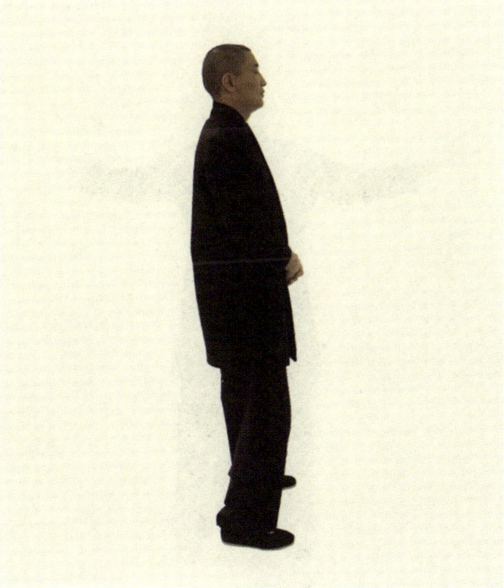

图 收势 4

（4）双掌按在肚脐下，做三次深腹式呼吸。

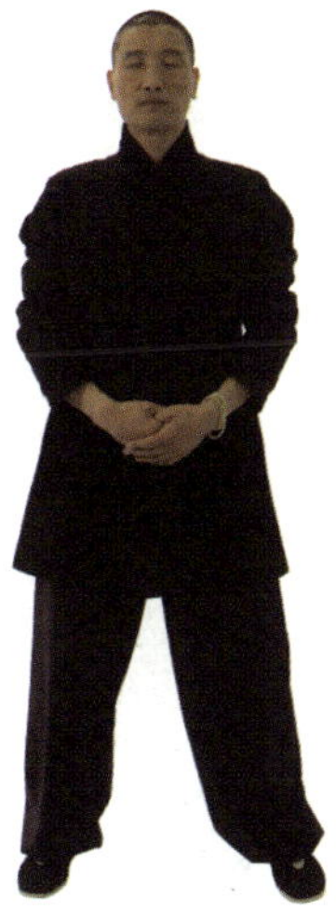

图 收势 4

（正面图）

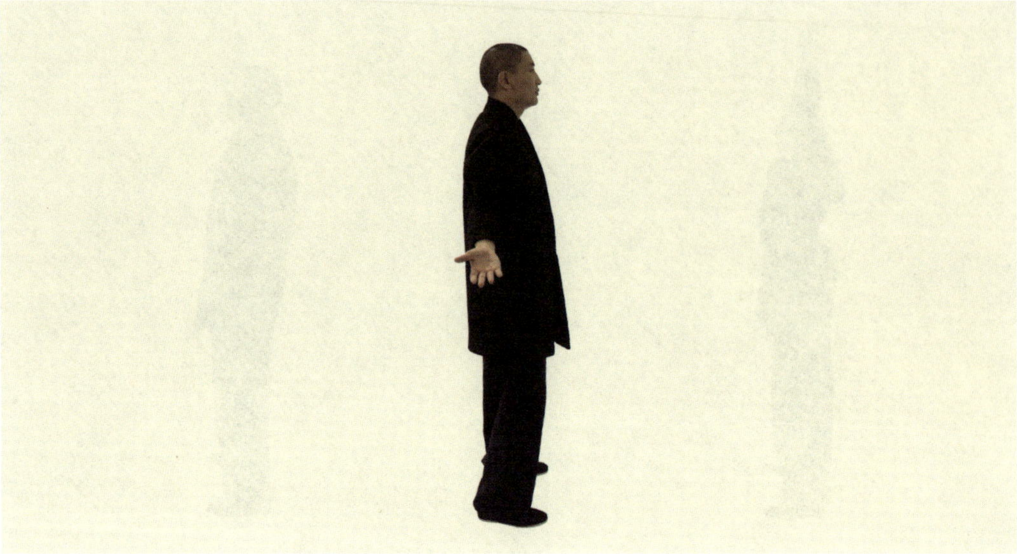

图　收势 5

（5）双掌左右摊开。

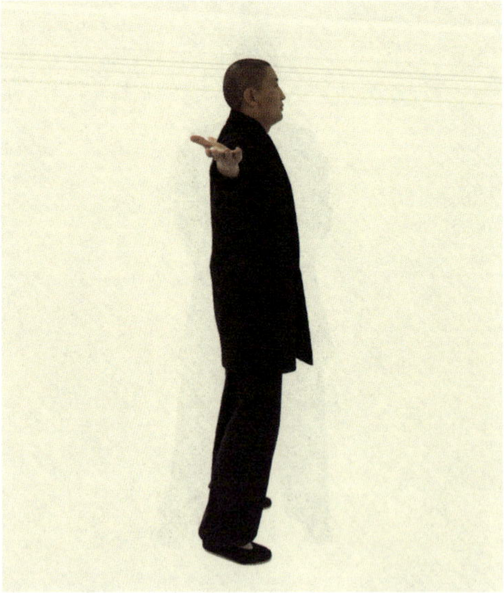

图　收势 6

（6）收腹吸气，重心上升，脚跟离地，两掌心向上左右托起。

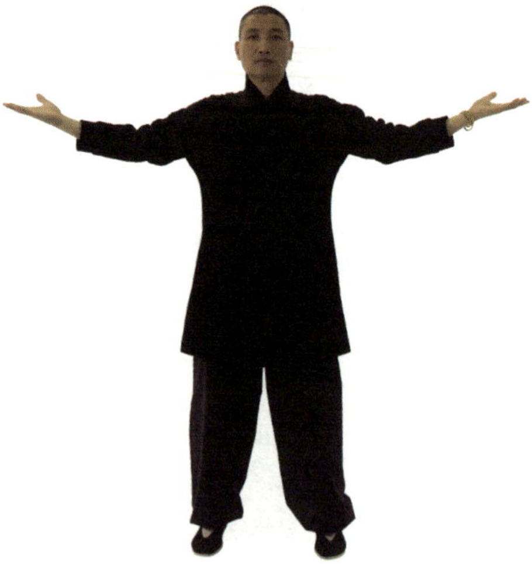

图　收势 6

（正面图）

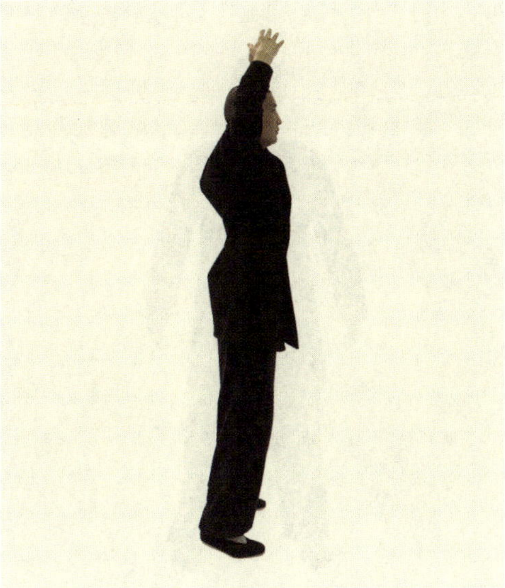

图　收势 7

（7）两掌心向下按与头顶上。

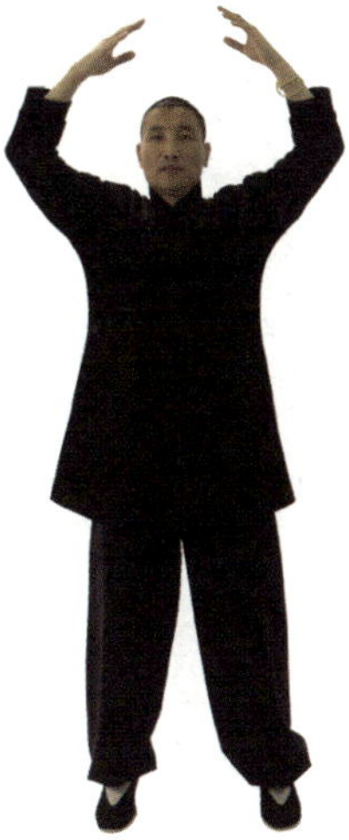

图　收势 7

（正面图）

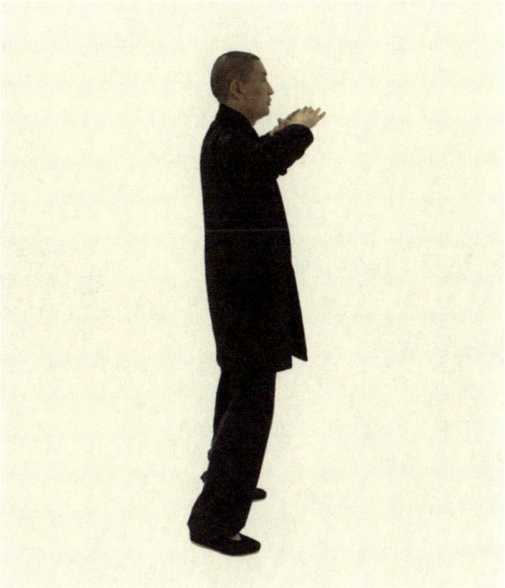

图　收势 8

（8）放松呼气，双掌心向下，落至胸前。

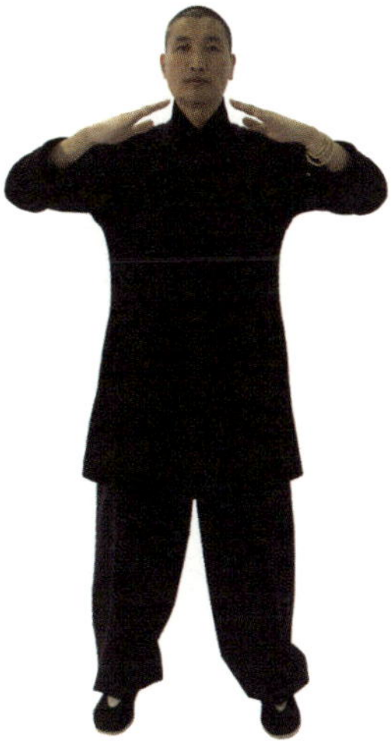

图　收势 8

（正面图）

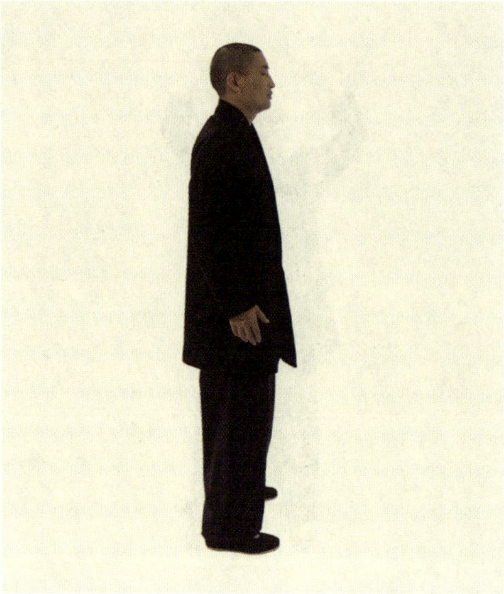

图　收势 9

（9）脚跟落地，双臂自然垂下，闭目观想“出水莲花千光照，广大圆满欢喜生”。（3-5 分钟）

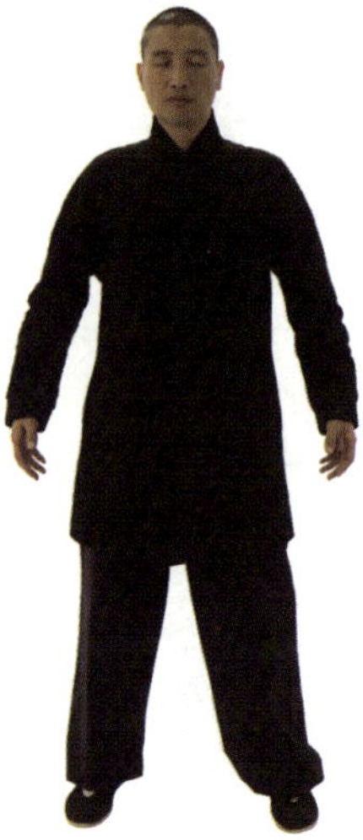

图　收势 9

（正面图）

第二篇　学习禅太极功法心得

慧光禅棒，让我高枕无忧

我是一个长期被失眠折磨得痛苦不堪的人，自从与慧光师父结缘，与师父创编的禅太极和慧光禅棒结缘，我的人生已彻底改变。

很幸运，我是上海学习慧光禅棒的第一人。说起慧光禅棒，不得不先说说禅太极。记得2008年夏天的某一天，我在上海的一家新华书店闲逛，无意间看到了师父编著的《禅的养生智慧》一书。禅意浓郁的封面和慈悲庄严的师父照片一下子激活了我的内心深处早已麻木的灵魂，烦躁不安的心宁静了，呼吸都自然深沉柔和了……

心心相印的东西是不需要理由的。失去了多年的自我，已经干涸枯燥的灵魂，终于找到了精神家园。禅太极所携带的气场和能量滋养了我的生命，平衡了我的阴阳。正所谓大道无言，大道是要用心感知的，我深深感知到禅太极将会带给我无尽的慈悲、智慧和力量。我毫不犹豫且很兴奋地收藏了它。

我出生在安徽农村家庭，兄弟姐妹六个。天下父母都望子成龙，自己舍不得吃喝供自己孩子读书，希望将来孩子们都有出息。可惜我五个兄姐都未能如愿，唯独我压力大，拼命读书，一心只想往前冲，懵懵懂懂只身到上海读书、工作、成家立业。大上海的工作压力和当下时代的浮躁喧嚣的社会氛围，使我失去了人生方向，紧张失眠、焦虑烦躁始终伴随我，无法沉静下来，我的身心极度疲惫，亚健康状况日益突出。

无奈当时境况无法全身心与禅太极结缘，但我深知，禅太极必然会成为我生命中的一部分。禅太极始终是我的希望之光，

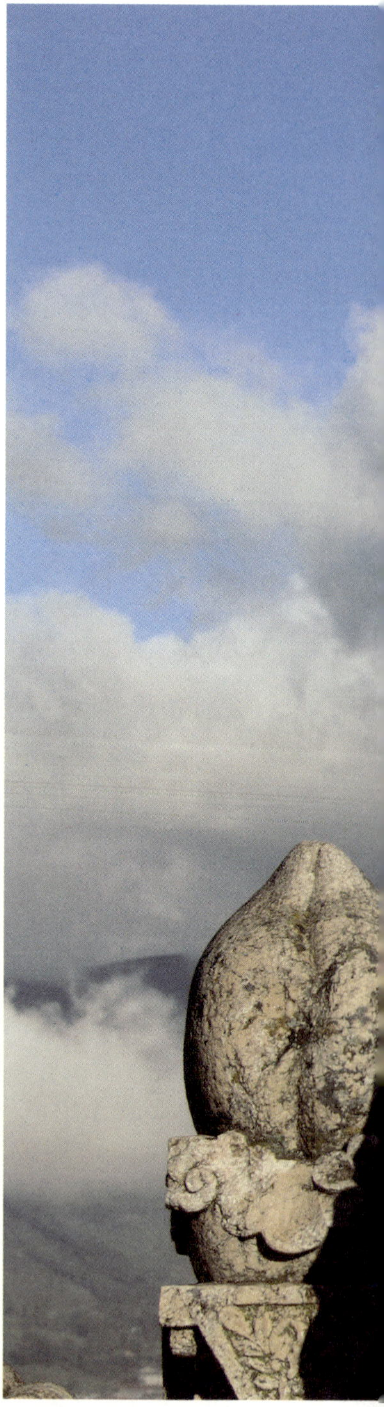

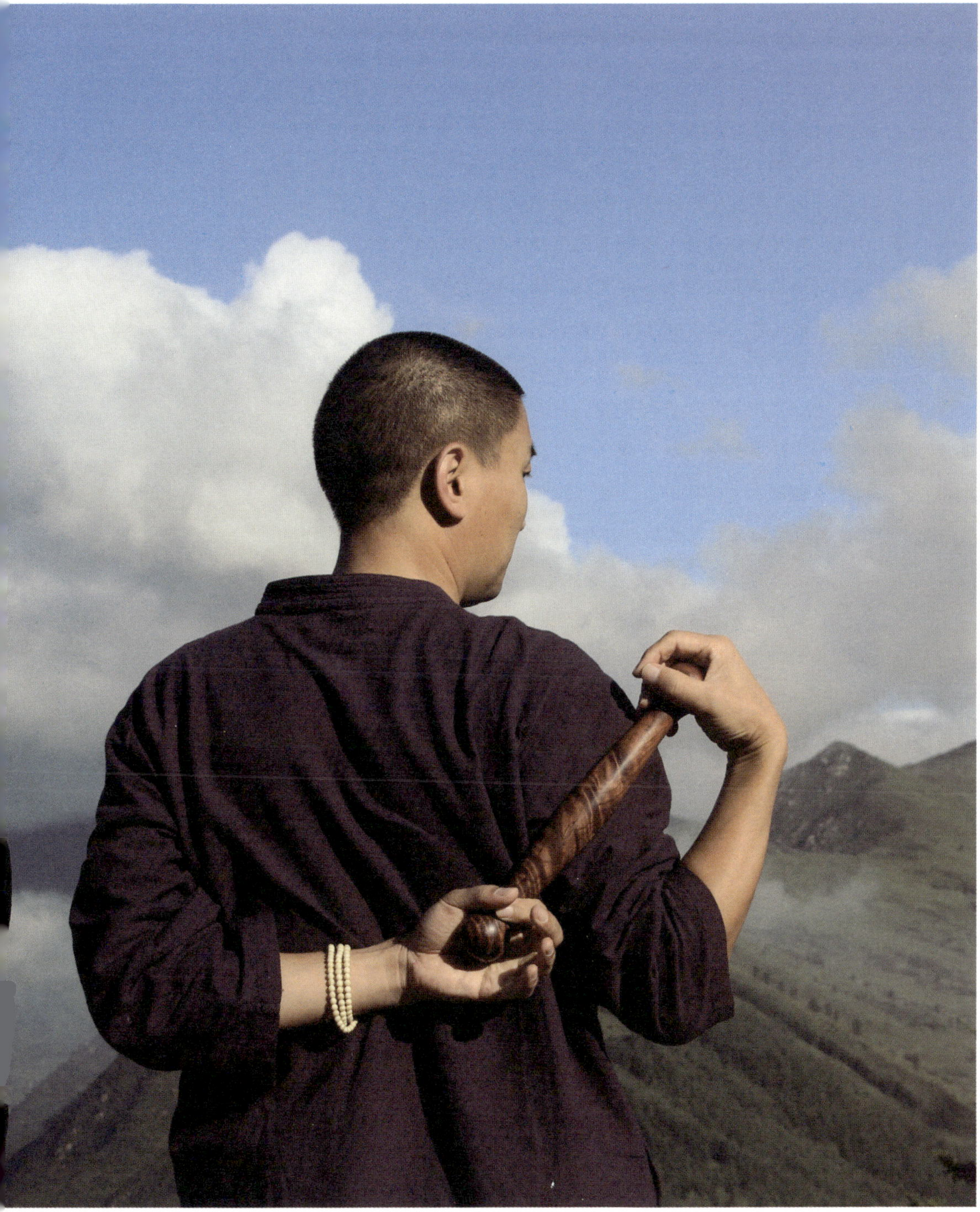

我心中的信念很坚定，禅太极是我的人生追求；当烦恼苦闷之时，我就会想到慧光师父和禅太极，心中自然充溢宁静、慈悲和智慧，我始终信心十足，禅太极会改变我的生活方式和人生态度。

2013 年 6 月 16 日，机缘成熟，我与上海的另两名禅太极爱好者一起来到深圳，见到了慕名已久的慧光师父。那天上午，天空下起了小雨，在深圳华侨城文化创意园里禅太极养心堂的楼下正巧碰上师父。当时师父穿着一件灰色 T 恤，手里拿着一根小竹棍，看起来很随意，这个可能就是修行之人的非凡之处。师父是一个清新淡雅、洒脱自在之人，对待禅拳，师父更是一个精益求精、要求非常严格的人。那天我们上海三个人在禅堂里练习了立禅，他不厌其烦地、极有耐心地讲解立禅的一些动作和心法：广大、圆满、包容……，无我、忘我，呼吸要与大气融通、身体要与自然和谐、心灵要与宇宙感应。

回到上海后，我更坚定了拜师的想法，并向师父表达了拜师的意愿。师父说拜师要慎重，也要考验我的决心和意志。之后，我又虔诚地飞到深圳去了几次，再三恳求之下，师父才同意我拜师学艺，并赐名“明德”，圆了我的拜师梦，圆了我的禅太极梦。拜师那天，师父送给我一本他手写的慧光禅棒密谱和一根慧光禅棒，亲自传授慧光禅棒功法，作为拜师后进入禅太极世界的入门功夫。

慧光禅棒九势是师父创编的一套养生功法，我有幸成为练习此功法的上海第一人。这套功法的元素来自于禅太极，中正安舒、慢稳轻柔是其基本要领。对于初学禅拳者，慧光禅棒是进入禅太极世界的方便之门。通过长期练习，抱元守一势，让我能够气沉丹田，保持内心恒定和安详；阴升阳降让我灵敏感受身体阴阳虚实变化，并有效舒缓和放松颈肩背部肌肉；三环套月能够伸筋拔骨，鼓荡气血，活络筋骨，对强健脾胃具有非

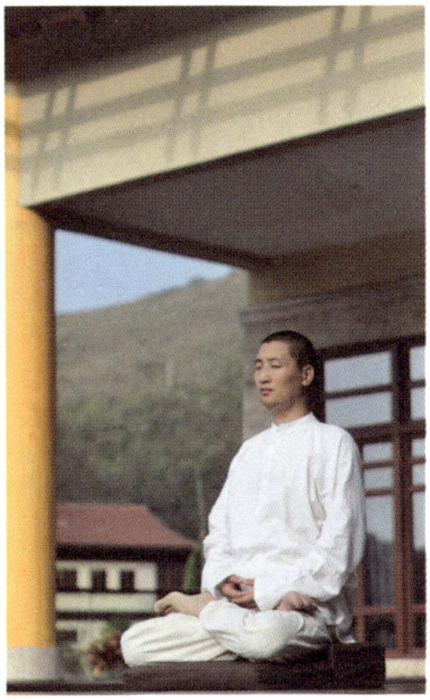

常好作用……禅棒九势中每一势的名称，都具有丰富的内涵和心法，随风摆柳、高枕无忧、倒驾慈航等等……既是功法名称更是心法精髓。师父一直强调任何养生功根本都是养心，练拳是为了“练人”，拳打得再好，如果心没有改变，还属于门外汉。所以，师父创编的禅拳和禅棒每一招每一式都含有对人生的彻悟、智慧的清明，师父是人拳合一的，师父很松、静、慢、纯、淡，带给我们的能量就是健康、平和、宁静、慈悲和超脱。尤其感恩师父的是，为了早日解除我的失眠问题，禅棒第五势的名称专门因我而编，叫做“高枕无忧”。双脚并拢、头枕禅棒、仰望星空，全身安舒，静立数分钟后，深深感到天地之间唯我独存，整个世界一片空灵、清静、美好。心大了，事情就小了，这时呼吸深沉了，自然放松了，舒缓自在了，这个世界真好，人生真好！

在师父的言传身教和熏陶之下，我深感禅拳和禅棒的每个动作都蕴含禅机佛理、太极阴阳、人体经络、运动科学、武术攻防等精要。具有禅心的慧光师父和具有禅意的禅太极相结合，就是一个强大的能量场，身、心、灵会在不知不觉、无形无相中得到滋养和提升。作为芸芸众生的我们，将禅太极作为生命中不可或缺的一部分，并作为一种生活习惯，必将给我们带来健康、快乐和幸福！

感恩师父的教诲，感恩慧光禅棒给我的力量，感恩禅太极拓宽了我人生另外一个世界！

禅太极弟子明德居士恭敬写于上海　2014.4.17

禅太极—东方神奇的养生功夫

Zen Taichi—the Eastern Mysterious Martial Arts to Keep Fit

Growing up in America I knew very little about Taichi. It was very foreign to me, but it had a striking and mysterious quality to me.As many old disciplines did, it inspired in me a sense of wonder and reverence. I never thought that someday I would practice Taichi, because at the time it seemed too distant, but now I cannot imagine my experience in China without it.

我生长在美国，对太极知之甚少。太极对我来说虽然陌生，但它具有令人震撼和神秘的东西，正如许多古老的学科一样，令我好奇和敬畏。我从未想过有朝一日我也会练太极，因为那时太极离我太遥远，但是现在太极却是我在中国经历不可或缺的部分。

When most people think of Taichi they see it as only for the elderly. Its slow, deliberate movements remind young people more of a dance or a ritual than of exercise. At first glance, it doesn't seem fast or powerful enough to be a good workout, but in fact the opposite is true: it's one of the best forms of exercise I've ever come across.

多数人认为太极是老年人的运动。太极动作的悠缓和从容让年轻人觉得更象是舞蹈或仪式而不是运动。乍一看，禅太极不够快而有力，不是个很好的运动，但事实上，恰恰相反，禅太极是我所接触过的最好的运动形式。

I find that the slower Zen Taichi is done the more intense it is,

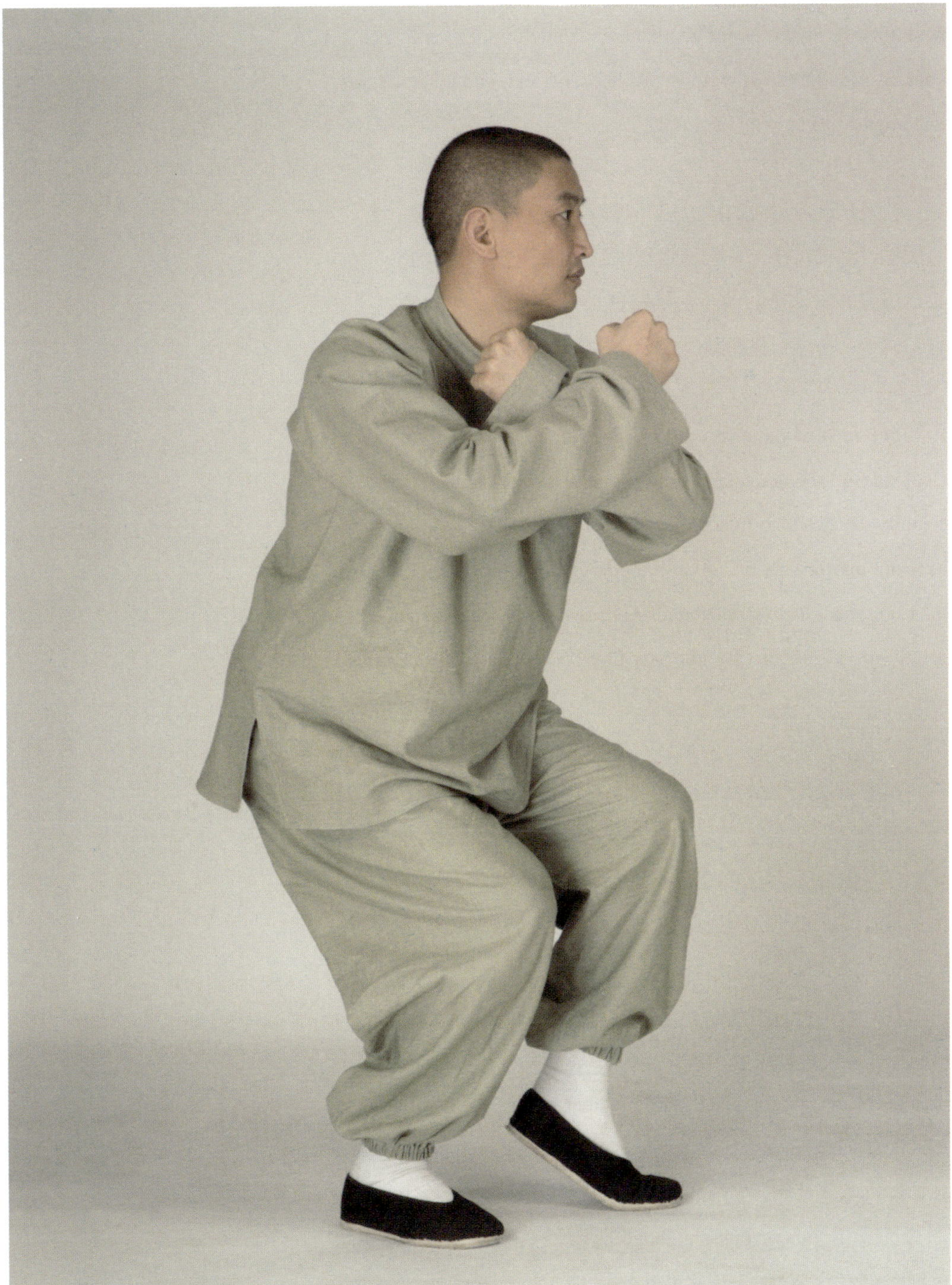

and I never have a problem breaking a sweat. It builds great lower body strength and works wonders for your balance, posture, and flexibility. It involves your whole body: from your head and neck, to your arms and torso, down to your legs and feet, and since it's very low impact, it's easy on the joints.

我发现动作悠缓的禅太极，其运动强度比它看起来大多了，每次练习都会出汗。它能增强身体的力量，改善身体的平衡性，校正姿势和增加灵活性。它是一种全身运动，从头到颈，到手臂、躯干，一直到腿和脚。太极动作缓慢，对关节有保护作用。

The idea of balance comes into every aspect of Zen Taichi. Both sides of the body are worked equally, providing symmetry and stability. By not favoring either the right or the left side of the body, as some martial arts do, it can be enjoyed by people regardless of their dominant hand or sidehand. Another aspect of the balance Zen Taichi provides is that it's not only physical exercise, but mental as well.

禅太极处处都讲究平衡，身体的两侧都均衡练习，从而达到匀称和平稳。太极不偏向于身体的任何一侧，像其他一些武术那样，因此无论是左撇子还是右撇子都可以享受此运动。禅太极另外一方面的平衡是身心兼修。

The meditative power of Zen Taichi has been measured as an effective way to reduce stress and promote overall well-being. It uses deep breathing coupled with precise movements that naturally lend themselves to lessening tension. By focusing on your breathing you're able to clear your mind out of a lot of life's stressors, and these benefits follow you throughout the day even after your workout is finished. Deep breathing is also good for the diaphragm, which is an important part of a strong core.

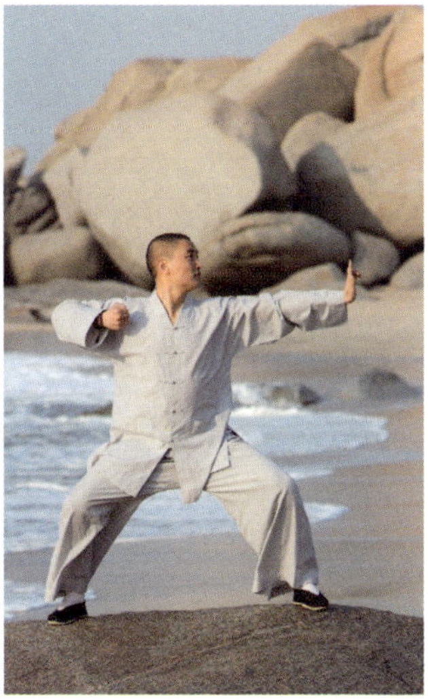

禅太极冥想的作用可以有效减缓压力，促进全面的健康。禅太极运用深呼吸和细致的动作自然引导练习者舒缓紧张。专注于呼吸，练习者可以消除许多生活中的紧张，即使练习完毕，这种轻松能伴随你一天。深呼吸也对横隔膜有好处，横隔膜是强大胸腔的重要组成部分。

Even in the West, many people are familiar with the concept of Yin and Yang, and with this popular symbol . I much prefer the ancient representation of this symbol, the Taijitu introduced by Lai Zhide: In the middle you find a center of stillness surrounded by motion. In this figure I see the power that Zen Taichi enables; the focus of the mind and control of the body to reach a place that I think a great number of people try to reach: a place of peace.

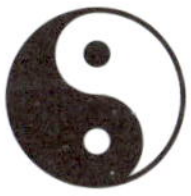

太极图

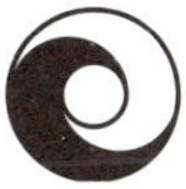

禅太极图

即便在西方，许多人都熟悉阴和阳的概念以及那张太极图 。我更喜欢源自来知德（明代易学家）的那张禅太极图 。图中间是个被动感环绕的静止的圆。在图中，我看到了禅太极的力量能通过禅修以及对身体的控制让人到达一个境界，许多人都想达到的境界——心平气和的境界。

In this symbol I see the mechanics of the universe: the rotation of the Earth, the movements of the planets and stars, the rising and setting of the sun and moon, the ebb and flow of the tides, the eye of a storm. The emphasis of balance and harmony with mind and body, humans and nature, are crucial to Zen Taichi. By doing Zen Taichi exercises your mind is focused and still, while your body moves around you. The chaos of the world can swirl about, but you can find tranquility and stillness in your center. In this way, Zen Taichi is more than just exercise, but a philosophy as well.

在禅太极图中，我看到了宇宙的力学，地球的自传，行星和恒星的运动，太阳和月亮的升起和降落，潮起潮落，风眼等。禅太极强调平衡，强调身与心、人与自然的和谐。通过练习禅太极，你的意念更加集中和平静，身随意转。世界可以很混沌，但你却能找到内心的平静。从这个意思上来说，禅太极不仅是一种运动，更是一种哲学。

I've had the very good fortune of learning Zen Taichi from a very skilled and talented shifu, Master Hui Guang. He is kind, patient, and soft-spoken; all qualities that I think a good Taichi instructor should possess. When I started learning from him I didn't speak any Chinese, and he didn't speak much English, but he was able to effectively communicate in a way that I could learn Zen Taichi from him. He increased my confidence while helping me improve my technique and understanding of the principles behind Zen Taichi. I feel very lucky to have had this opportunity with him!

我非常幸运师从慧光老师学习禅太极。慧光老师友善、耐心、说话温和、技艺高超、天资过人，具备我认为一个太极老师应该具备的所有品质。当我开始学禅太极时，我还不会说汉语，慧光老师也不太会说英语，但老师用我能明白的方式教我禅太极。他增强了我的自信，帮助我提高了对禅太极原理和技艺的理解。我感觉自己非常幸运能有机会跟随慧光老师学习禅太极。

If anyone is looking for a good workout, or a way to meditate, I highly recommend Zen Taichi to people of all ages, and especially young people. If you don't have the opportunity to study with Hui Guang in person as I have, this book, or any book by Hui Guang is a great place to start! His instruction is thorough and very enjoyable. Good luck!

如果你在寻找一种好的运动或禅修，我强烈推荐禅太极给各个年龄段的人们，尤其是年轻人。如果你没有像我一样的机会能当面跟慧光老师学习禅太极，那么看慧光老师写的系列禅太极书籍会是一个好的开始。他的教导非常细致入微、赏心悦目！祝您好运！

史立仁　Zachary Stephens　2012.6.1

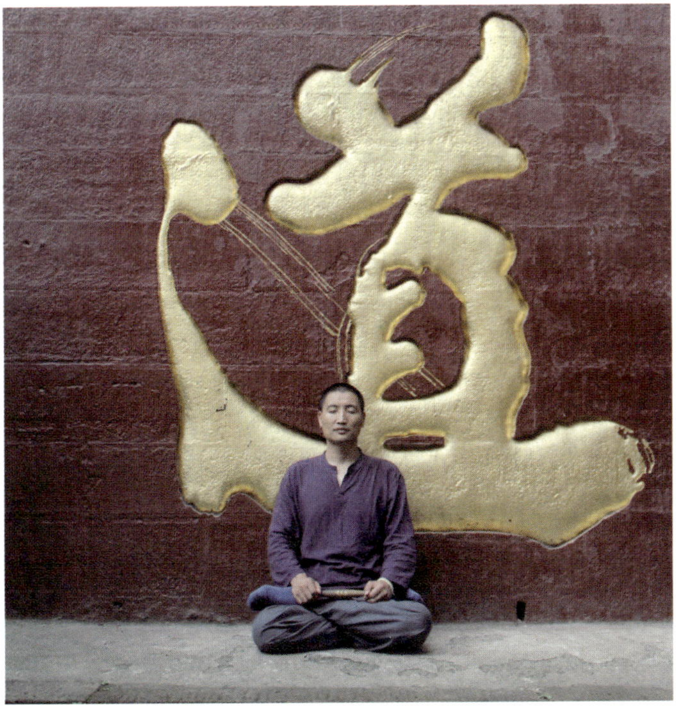

结缘禅太极

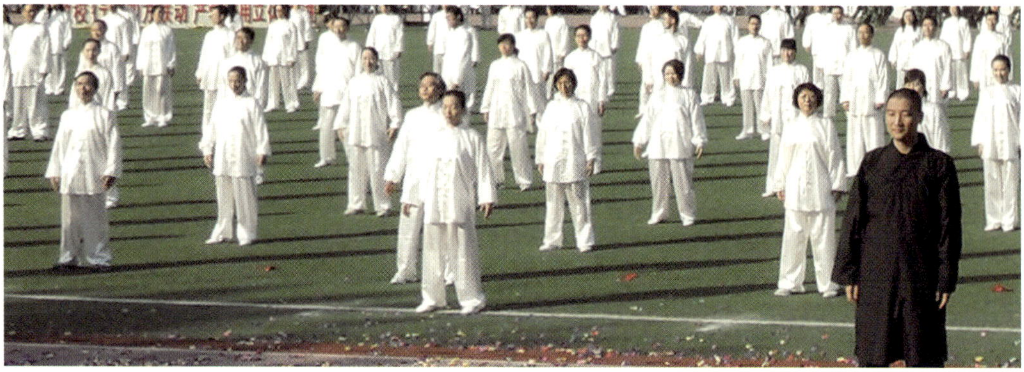

与禅太极相遇是一种缘分。就好像我与慧光老师和吉利老师的相遇一样完全是一种缘分。

因为我对武学方面的东西一直就很向往，在我心目中，我总感觉，真正的拳学和武功是神秘的，所以一直很羡慕那些能拳打脚踢、会真功夫的人。

机缘巧合，我在繁忙的编辑工作之余，开始跟着慧光老师和吉利老师学习禅太极。

因为工作关系，我平时只是周末去跟着他们学拳。刚开始的时候，我也只是抱着试试看的态度去的。我想，反正每周都去运动一下，活动一下筋骨也是好的。

后来，多次接触慧光老师和吉利老师，我就感觉他们是两位很不错的教拳老师。他们是挺真诚的人，他们的性格非常随和、平易近人。也是因为我很喜欢他们性格的关系，于是我只要有时间，我每周都会去。

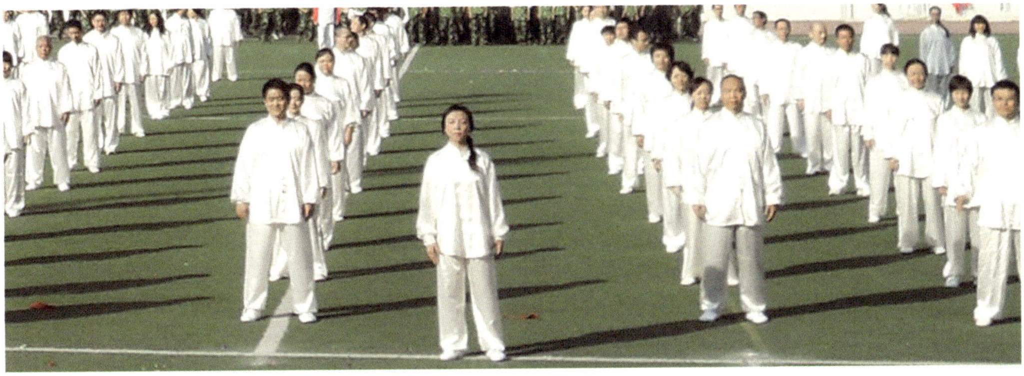

现在的很多人，都是势力的，功利心很强。有些人藏匿着的一种让人身心皆寒的锋利感。而在慧光老师和吉利老师身上你找不到半点让你感到不舒服的负面的势利与可怕的寒冷。在他们身上你能找到的就是一种很自然的纯真的平静与平和。

他们教拳的时候也很耐心，他们会根据你的情况帮你纠正姿势，提点你怎样做才会更好。

我在他们身边练习禅太极的时候，我总能感觉到一种很友善的氛围 。我认为，慧光老师和吉利老师都是那种忠于平淡生活的人，俗话说平平淡淡才是真嘛！

他们的生活中似乎总是如风般自由，如云般轻盈。如果不这么说，我真的很难找到合适的字眼来形容他们那种干净纯真的无欲无念、本真本性的自然人的状态。或许，这就是练习禅太极数年之后，沉淀在他们心底的一种随和的气质了吧！

认识慧光老师和吉利老师并跟着他们学习了数次之后，我知道我会一直坚持练习禅太极，因为我认为它是一种非常健康的运动方式。

我在断断续续地练习禅太极三年多之后，我总结了一些禅太极的功效供各位参考——当然，每个人的体质不同，我只能从我自身的角度来谈谈我练习禅太极之后的感觉与体验。

第一，我认为禅太极可以调节情绪，排除焦躁与低落的情绪，坚持练习禅太极能让你的身心处于一种健康平和的状态。

练习禅太极小禅拳金刚八势一圈，就是一个正方形的轮回之后，你会感觉浑身微微发热，疲惫的身心似乎也得到了一定程度的抚慰。如果你正好处于情绪的低谷，或者处于火气旺盛的当儿，我认为，练习禅太极是一个很不错的舒缓波动情绪和焦躁情绪的好办法。如果你在练习的过程中能保持一种无欲无念、一切皆空的随缘状态，那练习之后，你的身心都会有一种很舒服的状态——平和，安静。

第二，禅太极可以减轻电脑工作一族的腰酸背痛症状，让你精力充沛，身体更健康。

我以前做编辑工作的时候，因为工作需要，基本上每天 8 到 10 个小时的时间都要趴在电脑面前，做完一天的编辑工作下来，我往往会感觉眼睛不舒服，腰酸背痛也是常有的事。幸亏我有缘结识了禅太极，因为我坚持每天练习禅太极之后，我发现，腰酸背痛的症状真的减缓了许多，眼睛也不容易那么疲劳了，而且如果你头天很认真地练习了禅太极的话，那天晚上你一定会睡得很香，第二天你也会发现你有充沛的精力去投入你的工作中。

第三，坚持练习禅太极，可以提高身体的免疫力，增强肌肤弹性，对产后恢复也很有帮助。

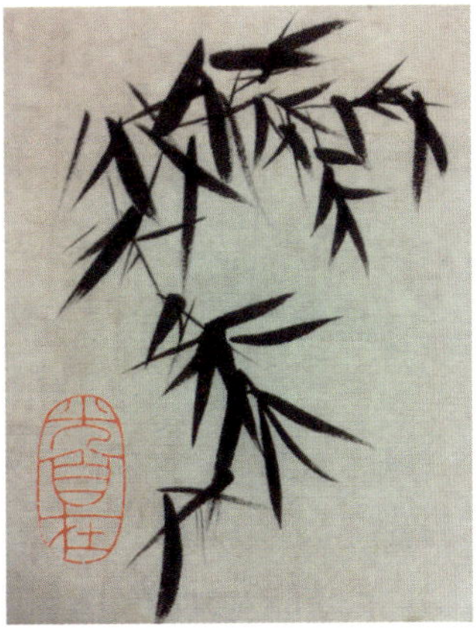

我是还没有怀孕的时候就开始练习禅太极了。怀孕前期和中期我都坚持在练，当然练习的次数相对少一些，幅度也没有那么大。尽管这样，我的体重还是比怀孕前增多了二十公斤，而且我还出现了讨厌的水肿和脚抽筋状态，但是我还是没有放弃，一直坚持练习。等生产完毕后的三天内，我的体重就下降了十三公斤。讨厌的水肿和脚抽筋现象也消失不见了。等我产后完全恢复之后，我又开始练习了禅太极，再加上合理的饮食和坚持母乳喂养等原因，我的体重很快恢复到了生产前的水平，我也没有妊娠纹——尽管我不能百分百地确定这是练习禅太极的功劳，但是我相信，适量的运动对提高肢体韧性和肌肤弹性以及产后恢复是绝对有帮助的。

我现在生活在欧洲，在欧洲很多国家的公园或者某个小角落里，偶尔还是能见到一些练习太极的外国人。当我看到他们如此认真地在练习太极，作为一个中国人，我为自己的国家能有这样一种健康的健身方式而感到骄傲与自豪。当我想念祖国的时候，我就会看看中文书籍，听听中文歌，当然练习禅太极是我与中国传统拳学亲密接触的最好的一种方式了。每当我开始练习禅太极的时候，我就觉得自己又回到了中国，回到了那片养育了禅太极和众多养生拳学的深厚热土。我认为，作为一个中国人，无论走到哪里，都不能忘了中国的传统文化，禅太极就是我们中华传统文化中的一颗璀璨的明珠，这颗明珠，我当然要紧紧把它拽在手中。现在及将来，永远，我都会坚持练习禅太极，让禅太极成为照亮我健身之路的一盏明灯。

谢谢慧光老师和吉利老师的耐心指导和教学。希望你们万事如意，平安幸福。并祝禅太极能为更多的众生带去健康的福音，并希望禅太极能在世间发扬光大。

禅太极练习者

王海燕写于比利时

2012.4.20

为禅太极文

吾乡有僧曰海灯，为近世武学高人，晚年归乡传授佛法及武学，乡人慕名从而学之者众，吾祖及父亦时而附从之。吾垂髫之时受此浸染，亦曾少有学习，但世事因缘所限，终未能长习此道。及至披缁出家，心归法义，埋首研习释典，亦少有精力专于此道。但幼年所种之武学情结，随年日增，若稍遇因缘必喜而从之学，故多年来亦曾习得拳法数种，只是虽学而不精矣！

甲午夏末，因息心所定禅法师之缘，得识慧光、吉利伉俪于峨眉山，并得慧光居士传其所创之“禅太极”。余因亦曾习杨、陈、武三种太极，虽未时常练习但亦稍有些许受用，本不意于他学。后得定禅及伏虎寺诸师之推荐，以及慧光居士对“禅太极”的介绍，故延请慧光居士至余所任职的峨眉山佛学院，教授新入学的学生，余即于此时与学生同习此拳法。

因教习之便，余得以与慧光居士深谈，知其学佛及习武之种种因缘，亦因此得以了知此拳法之来历。慧光居士为河南人，幼年即浸习武学之道，曾习多种拳法，因学佛因缘而习得“禅门太极拳”，又因其他因缘复学“佛门大悲拳”，方知两者为同一拳法。其后慧光居士即沉浸于此拳，得益颇深。此大悲拳循环反复之处甚多，而今人好简厌繁，加之对传统文化的疏离，若以原貌示人，则现代人必弃而远之，不唯不利此拳法之广泛流传，亦为当代人失却一利己善法之憾事。故慧光居士以此拳架为基础整合他种拳法拳理，独开一路曰之为“禅太极”。

因习此拳，吾亦有稍许体会。此拳动作舒展，大开大合，高起低落。就其拳架来看，是与印度瑜伽或中国古代之导引术

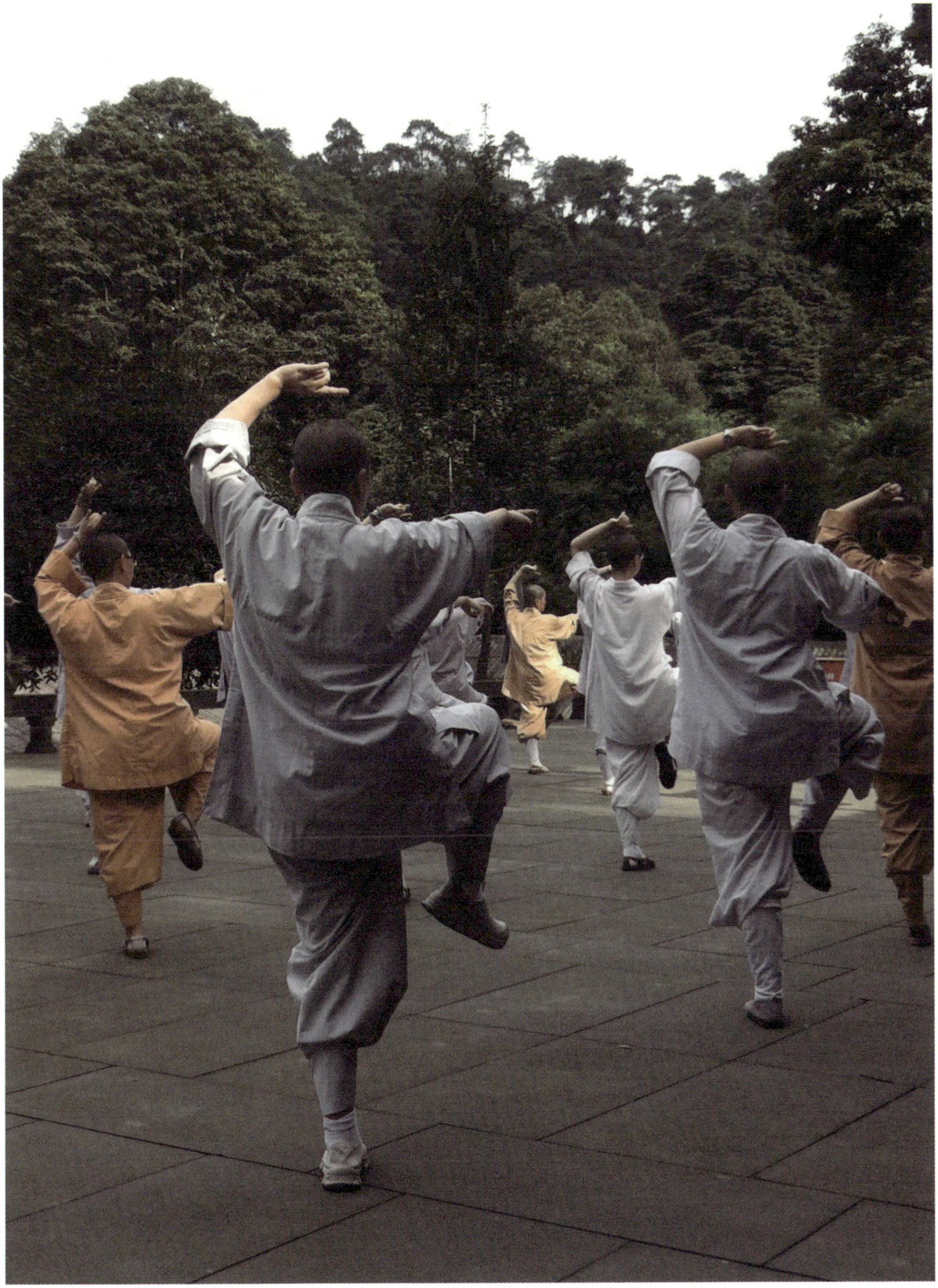

颇为相似。与易筋经、八段锦等传统养生功法相较，此禅太极可视为此二者之强化版，在伸筋拔骨、舒活经络、软化关节方面有十分明显的效果。而其以拳法套路组合所呈现出来的行云流水、绵延不绝的美感，以及内气鼓荡、安祥寂然的状态，又是前两种单一功法所不具备的。故对于当代人而言，不失为一修养身心之佳径。

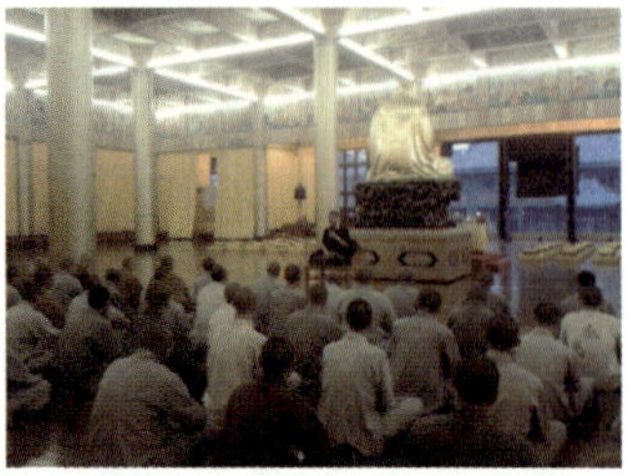

吾尝与慧光居士讨论此拳与中国传统武术之异同，认为此拳练习目的不在击技，而在于练习身体的柔韧性与身体的感受性，通过练习使身体发生器质性的变化，进一步使身与心达到统一相应。因此，就这个层面来讲，此拳并不仅仅是一套身体锻炼的方法，亦可视为禅修养性的辅助方法。古人常讲“成于中，形于外”，我们内心的柔软可以通过外显的行为来体现，同样，我们也可以通过外在的动作来塑造我们的内心。“禅太极”在练习上讲究“中正安舒，慢稳轻柔”，以此来增加身心的感受力，使吾人的心，从对外界的关注回归到对我们自身的关注。安住于我们当下身心的状态，进而调伏内心相续。身心相互助成，习之既久可使人内心随之柔软，加以时日必于我人之身心有所裨益。

世人皆知以拳伏人，而不知以拳调心，伏人不易伏己犹难。释尊说法四十九年，在在处处开示世人，须于调伏一己身心烦恼上用功；祖师传法立宗亦以各种方便化导世人，不外为使众生不负己灵，于法而得利益而已。凡习武练拳者，入一定境界皆重于武德，而武德所呈现的，也不外就是一种平和柔软的处世之道。每见一类习武者，满身暴戾之气，处处逞勇斗狠，殊不知此为习拳之大忌。吾一直执着认为，化刚强狠戾为柔软祥和方为习拳之根本大道。若不如此，不唯使自己增益烦恼，亦有违习拳之初衷，若如此者，方可与之进而言道。

慧光居士发心创此拳法，冀以此利益时人，或为导人入善之方便，吾深佩其心，随喜其行。今逢其新著付梓，慧光居士不弃余之浅陋，嘱余为之文。因吾寄身宗门，心归教海，并不精于此道，难阐此中之义，奚敢为之文耶？因念其发心，虽有惭怵，亦勉力为之，言有不当尚祈方家指正。愿以此功德普使见闻者，诸事吉祥，同得善利，共出轮回。是为文！

峨眉山 谛道　　于介尔居 2015.2.2

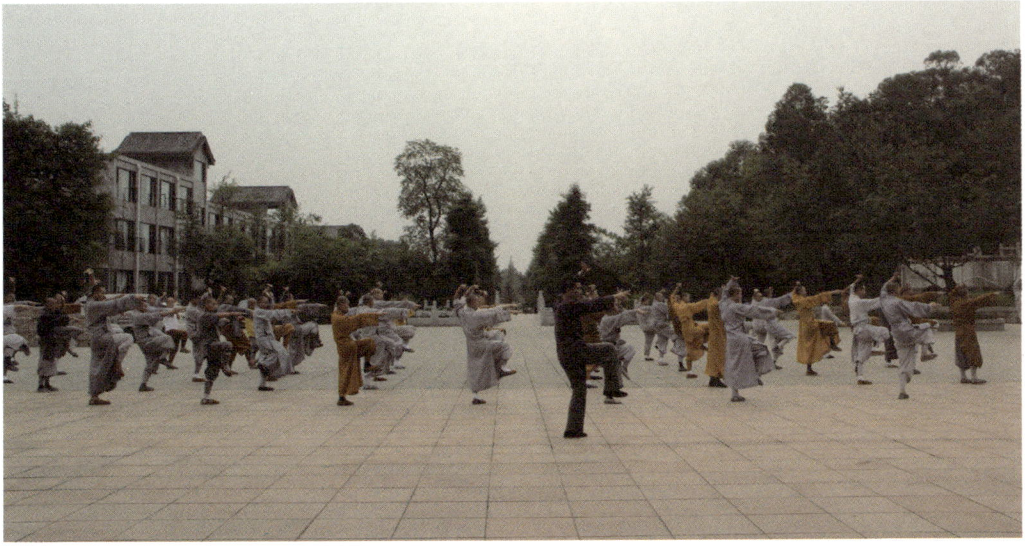

第三篇　后记

慧光自述

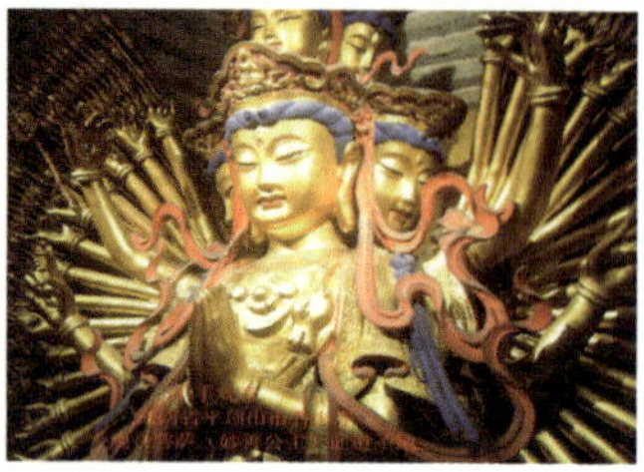

20世纪70年代，我出生在河南省八百里伏牛山东麓一个小山村——丁庄。中原大地是华夏文明的摇篮，炎黄子孙的故土，我有幸生长于斯，深感自豪。家乡土地肥沃，农业发达，在这片神奇的土地上，曾经蕴育出了诸多照耀古今的真至圣贤。方圆百里之内，东有老子故里，西有墨子家乡，南下是道家福地武当山，北上是佛门宝刹少林寺。离家最近也是我经常去的名胜古迹要数黄石山和香山寺了。传说黄石山是汉相张良的师父黄石公隐化之处，此山盛产黄石砚，道士葛洪、张三丰等人也曾在此结庐修炼。而香山寺则是著名的佛教圣地，据宋代碑刻记载，这里是观音菩萨应化中国的第一站，是妙善公主修行证道的圣地，也是观音菩萨由男像变女身的汉化之所。宋代高僧枯木法成驻锡香山寺时期，宏智正觉曾投香山向他求法，并在法成的枯木禅基础上创立了与临济宗话头禅风格迥异的曹洞宗默照禅。生长在这样一个大环境中，使我从小受到中华传统文化的熏陶和浸润。

我幼年时体弱，又正赶上那个物质匮乏的年代，后天营养也缺乏补充。好在生在中原，能够与博大精深的中华武术早结善缘，汲取了武术养生的甘露精华才得以健康成长。我的家乡伏牛山，位于河南省西南部，属秦岭山脉东支，地处河南、陕西、湖北三省交界处，绵延八百余里，是南北气候的过渡带，长江、黄河、淮河的分水岭，地势险要，自古也是兵家必争之地。东汉刘秀与王莽的“昆阳之战”就发生在这里。独特的地理环境和中原人居安思危的意识习惯，使这里的乡民岁末农闲练拳习武之风非常盛行。我二哥国富就是其中的典范。

我家兄弟六人，我排行第六。在五个哥哥中，二哥天生异

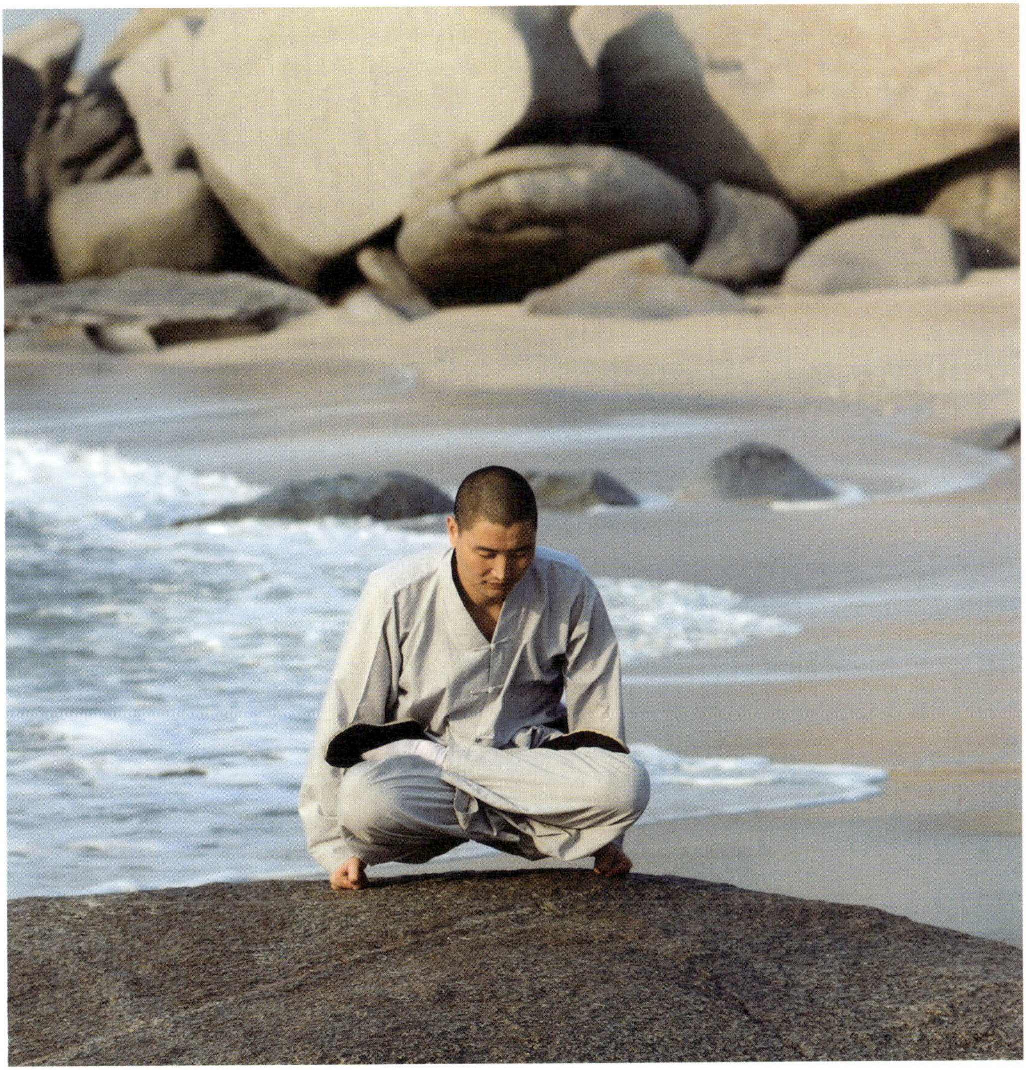

禀，功夫非凡。网球粗的杨树，他能一下把树皮扭下，麦场里的石磙也能轻松抱起，甩飞刀几乎是百发百中又能入木三分。他还善用马鞭，使得也是出神入化，这可能跟他从事的副业当马车夫有关。他是把功夫融入了生活中，把枯燥乏味的职业趣味化，这是二哥的智慧。二哥在我家院子西侧的两棵老榆树下挂了个大沙包，旁边还栽着木桩，一般是凌晨或深夜练功，颇有些神秘。二哥崇尚侠肝义胆，爱打抱不平，《七侠五义》《三国演义》《水浒传》《隋唐演义》《岳飞传》等中国古代武侠小说中好多精彩的段落，我都是从二哥那里听来的，他能绘声绘色地边讲边演示，好似剧中人。我对于武术最初的认知，就启蒙于我的二哥，我的身体也得益于二哥教我习武锻炼而逐渐强壮起来。二哥长我十余岁，可能是觉得我先天虚弱，需要特别照顾和身心锻炼，因而特别爱护我这个六弟。那时候二哥在我的心中就好比古代的侠客高手，我对他很敬重、也很羡慕他一身的功夫。二哥念书不多，职业卑微，但是他仗义豪爽、率直善良，很多人都愿意跟他交往，在外颇有人缘。二哥还有一个爱好就是织网捕鱼，我那时总是提个小水桶跟在二哥身后沿河捕鱼。记得有一次捕到的鱼太大，比我还长，鱼头扛在我的小肩膀上鱼尾还拖着地。虽然捕鱼杀生的事儿我后来放弃了，但我的童年是快乐的，因为有侠客一样的二哥。我现在当了老师，看到别人的孩子体质差，也总想教他们锻炼，多少也是受我二哥的影响。

天有不测风云，人有旦夕祸福，不幸的是二哥早殇。因为年幼，当时我只跟他学到一些基础功法，他房间里存的几本拳术剑术等功法秘笈还有他穿过用过的一些物品都被家里人拿出去烧了，生怕慈母看见伤心落泪。二哥走后我一直想继续练功提高自己，早闻附近村子有人练习心意六合拳，仔细了解得知他们是家传不教外姓。后来，听人说十几里外另外一个乡镇的小学，可以在体育课中学到武术，我就软磨硬泡说服家长让我去学习。要知道那个年代乡下的孩子都是在本村念小学，一般家长是不会同意也不放心小孩起早贪黑地跑那么远。结果，由于得到的信息不准确，让我白跑了一年，受尽劳累，早出晚归也没学到武术。但是我对习武的浓厚兴趣和决心一如既往。然而，更不幸的是二哥去世后，父亲也因伤心过度隔年辞世。父亲是军人出身，处事严谨，教子严厉，还善于经营。父亲走后家里像塌了天一样，虽说经济上还过得去，有在外经商的大哥

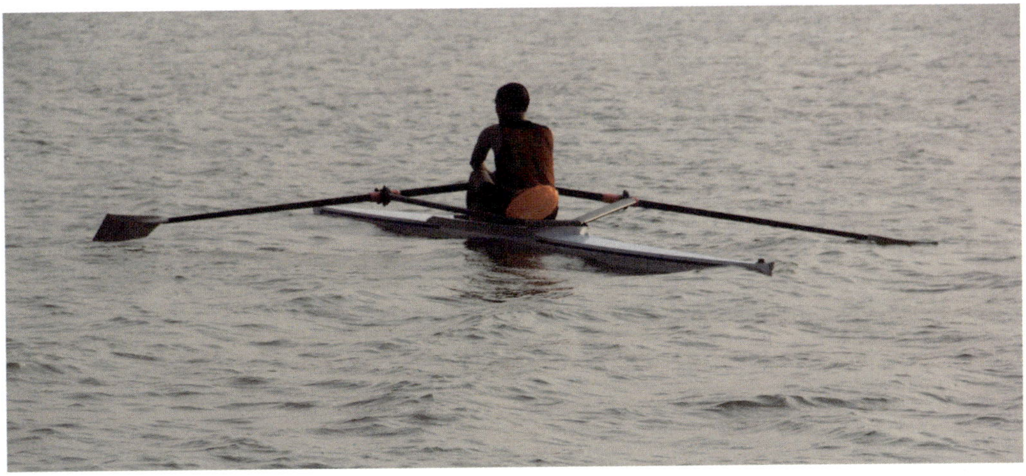

和三哥支持，但是田地还是荒芜了大片，父亲打理得井井有条的菜地也没了，餐桌上就很少吃到蔬菜了。我的学习也因父亲的离世受到了影响。接连遭遇亲人去世的生离死别，给我幼小的心灵很大的打击和创伤，使我的性情变得沉默许多。

受传统佛道两家文化的影响，我的家乡逢佳节择吉日朝山还愿的民风习俗千年不衰。我母亲大人一生虔诚信佛茹素，行善布施乐于助人。母亲大人像大地一样承受着失去亲人的巨痛，加上繁重的农活重担，使她也过早地苍老了。慈母曾几番带我徒步朝山礼佛祈福问道，后又托同乡拳师教我少林小红拳。那时虽然我年幼，不可能真正懂得道理佛法，但慈母行善布施乐于助人的品格却无形中影响了我。

20 世纪 80 年代，大哥国和接我到城里生活，升入初中念书。机缘巧合，经长者殷叔引荐，随李居士学得“禅门太极拳”。后来又考进平顶山市体校划船队学习皮划艇专业。经过科学系统的专业体育训练，我在身体素质进一步加强的同时对体育知识也有了更精准更广泛的认识。我自幼痴迷武术，学得“禅门太极拳”后，渐渐地也养成了早晚固定练功的习惯，而且是人到哪儿，就练到哪儿，也教到哪儿，从不间断，功夫也有了很大的长进。许多学校的同学和体校的队友都与我成了一起练功的好朋友。城市没有农村那么广阔的天地，好在大哥家附近的湛河堤上长满了茂密的槐树，春夏秋冬略显自然风光，河道的上游架着一条简陋的钢丝软桥，河的对岸少有行人，显得非常宁静，是我经常跑去练功的地方。

有一个秋日的傍晚，我正在桥头树林里练得入神，忽然觉得有个影子在桥上晃动。定睛看时，大吃一惊，只见有一位须发全白衣着朴素的老者，在桥上做着跟我几乎同样的拳势动作，细看又不太一样。我正迷惑间，老者招手示意我上桥。软桥是用几根鸡蛋粗的钢丝绳拉起，上面横着大小不均的木板和槐树枝，间隙很大，人走在桥上会左右上下的晃动，很多胆子小的人都不敢从桥上过河，宁愿绕远走路。我之前也好奇地在桥上练过几次，虽说桥不是很高很险，但是毕竟不是平地，所以一练桥就摇晃，我的心就慌，气就促，身子就发紧。说来也怪，我被老人带着，在桥上一招一式地练了起来，轻起轻落，左摇右晃，节奏和谐，到后来虽然桥晃动得很厉害，我也能跟老人踩好节奏，不再心慌气促身子紧，浑然中忘了桥上的空隙，也忘了桥下的流水，不觉在苍茫的暮色里练到了月上枝头。水中的月光反照着老人机警睿智的面容，我跟他交流起来。说是交流，其实他一句话也没说，只是点头、摇头、摆手，最多低沉地“嗯”一声！但是我们交流得还是畅通无阻，可以说是无声胜有声的心灵交流。

第二天，他告诉我这是“佛门大悲拳”，他是行脚来湛河上游香山寺参拜观音菩萨的云游僧人。接下来的一段时间里，老人总是早晚来教我，我问他名号，他总是笑而不答，有时候指指天上刚好飘过的白云，所以我就叫他白云老师。日后方知道佛门有止语持戒一说。可惜的是，当时体校划船队的训练运动量很大，我还要到省体校去参加选拔集训，就中断了跟白云禅师学拳。本想走捷径在体育方面有所发展，以便能早日独立

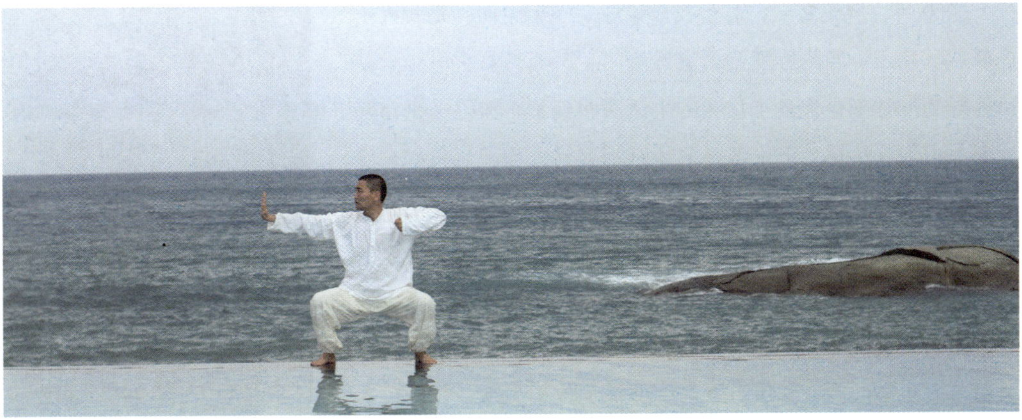

生活，减轻家庭负担。然而，事与愿违，这一去不仅耽误了和白云禅师学拳深造，日后体育之路也是半途而废。在我众多的老师当中，白云禅师无言的教育，无疑是最深刻的，他是位高人，像云一样，来无影去无踪。

20 世纪 90 年代，我只身一人南下深圳寻梦，歪打误撞进了影视圈，就职于深圳市中亿映画文化传播有限公司。本职工作是影视制片，但入行是从群众演员做起。周星驰电影《喜剧之王》中好多场景我都经历过。为在一个地产广告上做好任达华的替身，我往泳池里跳了 N 次！有意思的是我后来跟周星驰的国语配音石班瑜大哥成了好朋友，还教过他几招太极。记得那年正赶上香港电影《新上海滩》和《黄飞鸿》在深圳西丽的永盛片场拍摄。除了影视界的天皇巨星外，也见到过一些那时还默默无闻现在已家喻户晓的大牌明星。人生如梦，生活的场景就像是电影的蒙太奇切来换去，昨天屏幕上的公子、小姐、侠客、帝王，今天在剧组一起吃盒饭、侃大山，收工一起卡拉 OK。剧组经常不分昼夜地拍摄，工作强度非常之大，影视圈里很多人都是亚健康。我刚入行时影视公司的业务不错，电视剧、广告片都拍，还举办演员培训班，我任班主任。这让我真实地体验到了“人生如戏，戏如人生”的一番滋味，更让我看到了那些令人羡慕的风光背后的辛酸和不易。

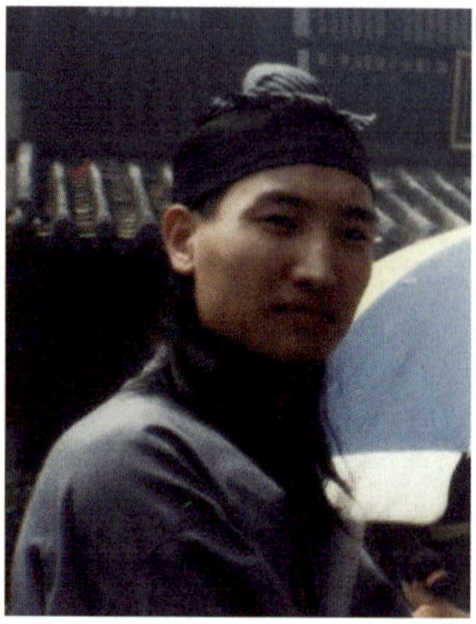

2000年，世纪之交，对于我来说像是一个轮回，是我人生的低谷。我所供职的影视公司突然倒闭了，原打算去电影学院进修导演的计划也泡汤了！我的生活回归到了平淡。一个年轻人要在深圳这块热土上平淡下来还真不容易，为了调整好自己的身心状态，我又潜心修炼起一直护佑我的大悲拳，冥冥之中总觉得大悲拳携带有一种特殊能量。失业后，找我学拳养生的人越来越多，而找我拍戏的人越来越少，我就这样被生活导演换了角色，时髦的制片转眼变成了土气的拳师。教拳是我从前压根没有想到的职业，更没有想到会成为终生的事业。爱好成了职业，有喜有忧，内心也矛盾了很久。可是，当我看到越来越多的练习者快乐地紧随着我，特别是看到他们也像我当年通过武术锻炼而达到身心明显改善时，我义无反顾地选择做一名默默奉献的武术养生老师，因为我已经无法割舍这份深厚的师生之情。既然把武术养生当成终生的事业来做，我就想做得更好、更完善。如何把古老传统的拳术演变成现代时尚的养生功法？如何把神秘稀有的大悲拳与通俗流行的太极拳有机结合？如何把繁琐复杂的传统功法精简浓缩而不失功效？如何更快捷有效地让传统养生功服务广大人群？如何把养生功融入到当下人们生活中？这些都成了我人生转折过程中经常深思的问题。

在我人生最迷茫暗淡的时候，很庆幸遇上了恩师龙平老和尚。慈悲的师父教化我，赐法名“慧光”。从此，我的人生好像又翻开了新的一页。师父童真入道，幼年出家南京栖霞山，与台湾的星云法师曾是同修。师父年轻时习练过一些少林功夫，在苏州灵岩山修行时也跟海灯法师有过交流，20世纪40年代末师父移居香港古刹青山寺修行。首次见面，师父就为我开示了《金刚经》中“一切有为法，如梦幻泡影，如露亦如电，应作如是观”等精要章句，顿使我云开雾散，若有所悟。师父给了我创编“禅太极”的灵感。

香港的大居士丁珮老师，对我创编的“禅太极”起了画龙

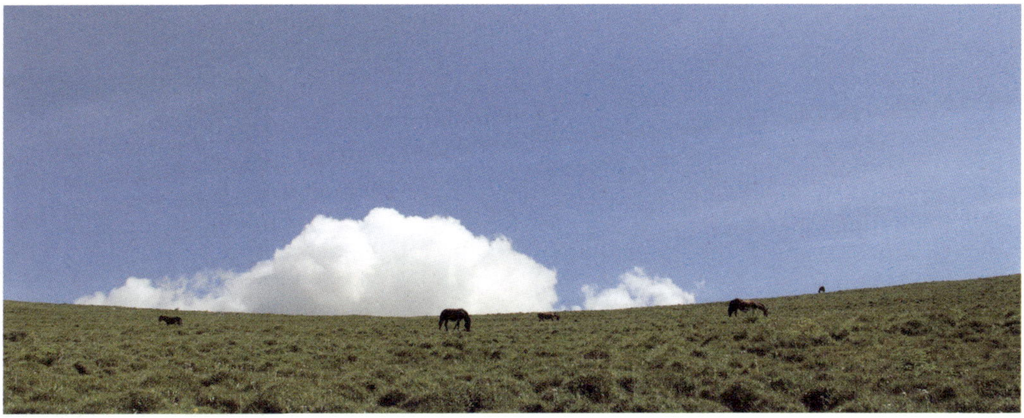

点睛的作用。之前我虽然一直想改革创新所学传统武术，但思路不够宽广、不够包容，总是很难跳出门户之见的藩篱。通过跟丁珮老师多次的深度接触、交流与学习，我受到了很大启发，也更深地了解了一些李小龙的武道思想。她说："不要让大悲拳遮住了大悲心，不要让太极拳挡住了太极道，你要跳出来想，不要被形式束缚，不要都是死气沉沉的，要加一些阳刚的东西进去。李小龙小时候也学过太极拳，截拳道的标志就是太极图……"丁珮老师的一席话至今仍让我记忆犹新。

山穷水尽疑无路，柳暗花明又一村。我在传播禅太极的艰苦道路上，更有幸结识了当代武术界的泰斗——著名武术家、教育家吴彬老师。吴老师曾经精心培育出了李连杰、甄子丹、吴京等武打明星。开明豁达的吴老前辈也可以说是我的伯乐，给了我很高的赏识和提携，也给了我很多建议和指导，并且肯定了禅太极的价值。他说："与大悲拳相比，禅太极更有禅味，更方便推广……"为此，吴老师还专门安排我到香港参加国际武术大会展示禅太极，又亲笔题写墨宝"禅太极"和"禅道心拳"来勉励我，这些都增强了我发扬传播禅太极的信心。

回头来看这一切都不是偶然，一切皆缘！一切皆禅！

禅太极创始人慧光居士　2011.7.1 深圳华侨城

禅太极琐事记

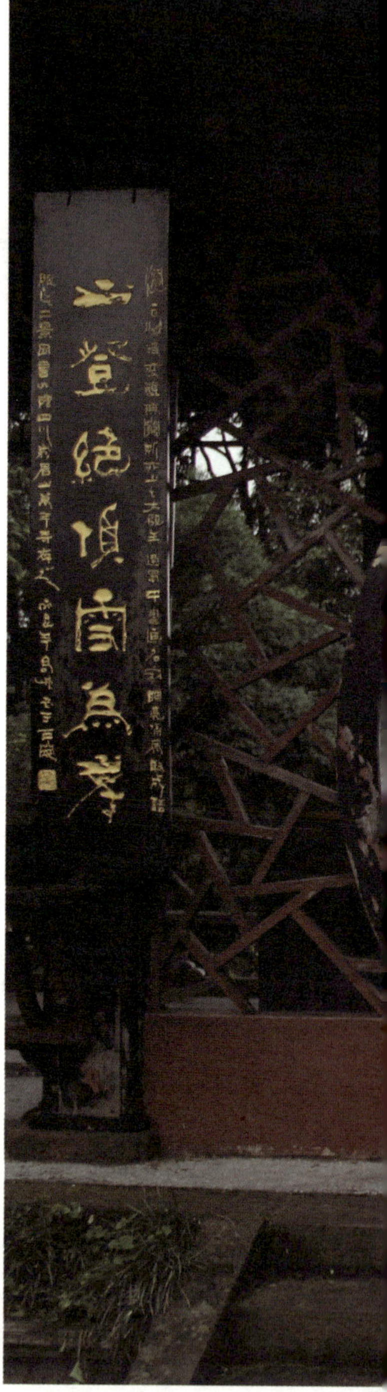

1999 年 3 月

慧光居士（本名丁江南）在深圳从事影视制片工作之余，开始以幼年所习秘传大悲拳（又名禅门太极拳）为基础结合平生所学所悟，构思创立完善的禅太极养生功法，以践行其对武学人生、宇宙自然的认知体验和对华夏文明的继承与发扬。穷则独善其身，达则兼善天下。

2000 年 7 月

经台湾友人引荐，慧光居士结识了香港大居士丁珮老师，请益佛法、受教匪浅，并深入了解了国际功夫巨星李小龙的武艺人生。

2000 年 12 月 1 日

慧光居士加入了深圳市武术协会，以坚定其转换人生道路的决心和勇气。

2001 年 5 月

慧光居士在深圳市福田区香蜜湖东海花园私家会所，首次开班传授禅太极。之所以在此开班，主要因为慧光居士早前在该花园的售楼影视广告中扮演过香港演员任达华的替身，对这里的场地设施比较熟悉。该班第一位学生是来自台湾的花立宪先生，后来还有香港表厂商会会长李汉权先生和香港美时家私的冯家伟先生等人。

2002 年 7 月

慧光居士在深圳金地地产公司旗下的金地海景、金地翠园、

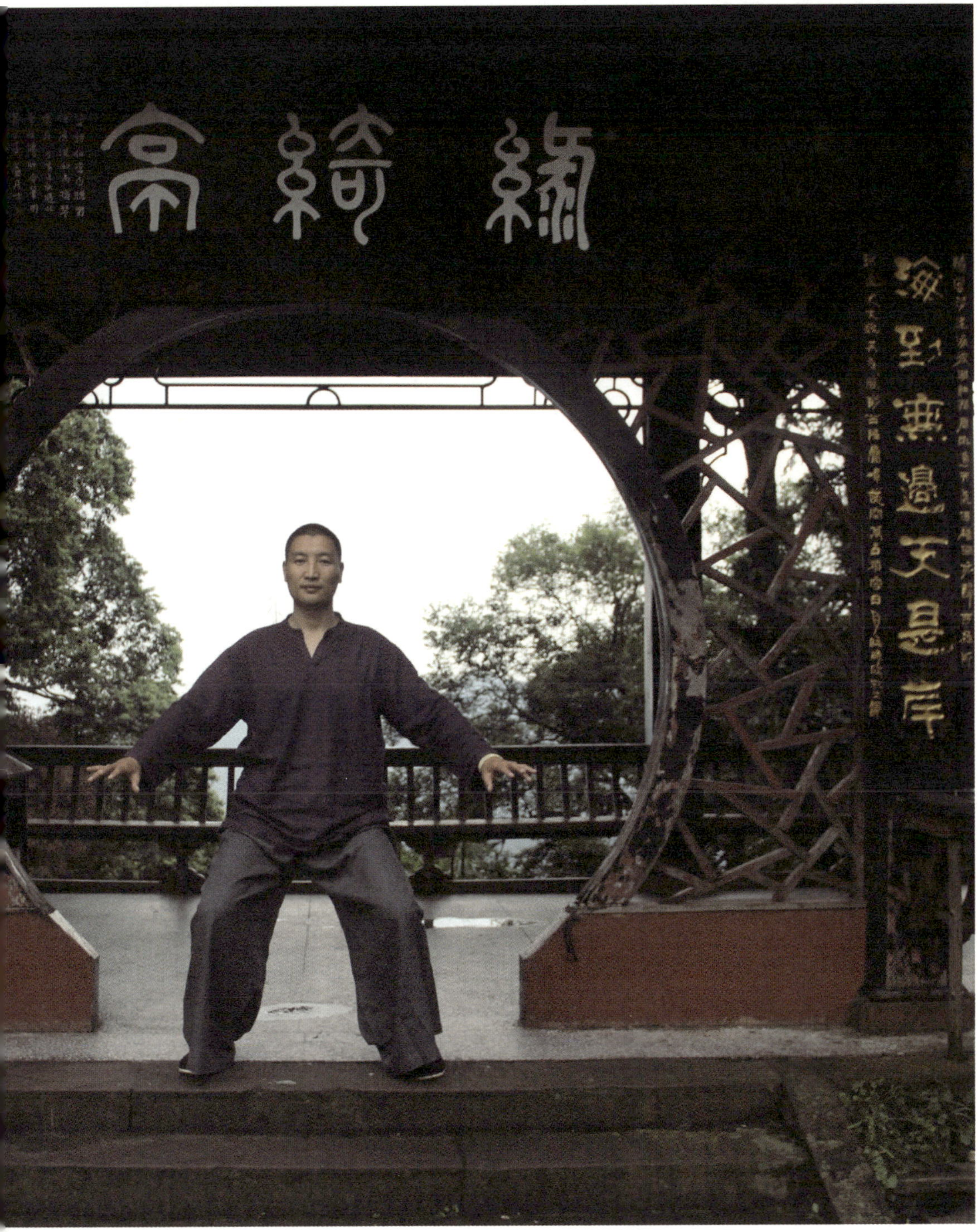

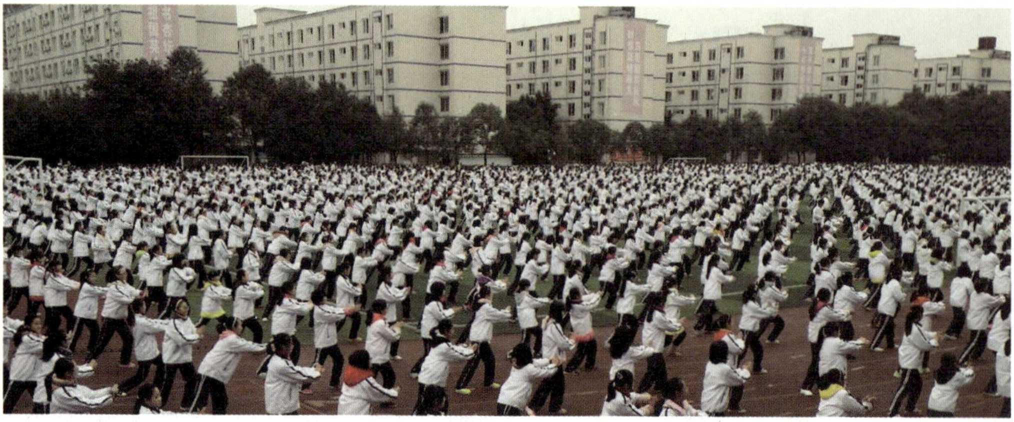

金海湾、翠提湾等多家金地会所开课教授禅太极，期间学习者有台湾特力集团的赖伯瑛先生、深圳发展银行项子林先生等人。

2003 年 2 月

慧光居士在深圳市中心区莲花山面向社会公开传播禅太极，自号“莲花山人”，曾留言：“莲花山上风光好，禅太极中静心潮。相逢就是有缘人，放下才能乐逍遥。”期间学习者有深圳大学赵冰教授、深圳职业技术学院陈国梁教授、中国农业银行彭奎初先生、广东省公安边防总队深圳指挥部张连捷主任等人。

2003 年 10 月

慧光居士在莲花山下结识广陵派琴家李家安老师，受教启蒙琴之道，分享禅太极。

2003 年 11 月 2 日

慧光居士礼拜香港古刹青山寺的释龙平老和尚为上座之师（《星云日记》中的释隆平法师），得法名“慧光”。

2004 年 3 月

慧光居士在深圳市中航健身会开班授课，传播禅太极。

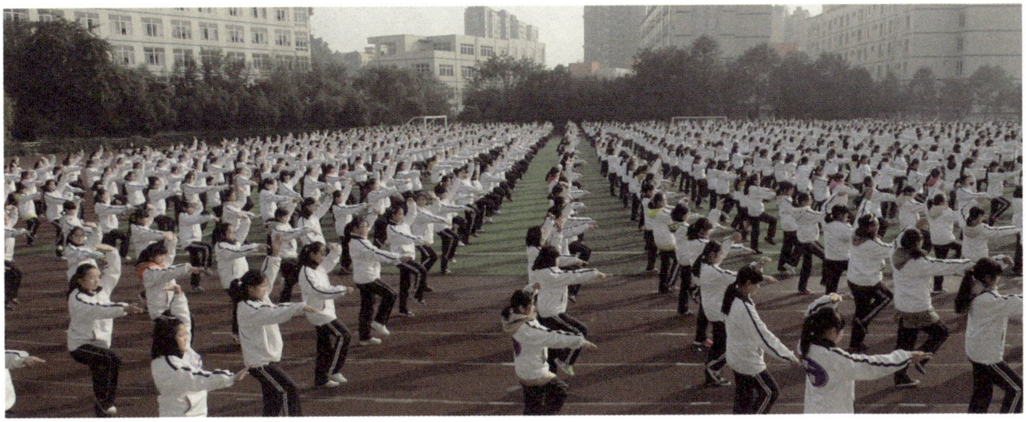

2005 年 12 月

慧光居士著《禅太极》和《禅门养生功》书籍及光盘，由大连音像出版社公开出版发行。

2006 年 9 月 1 日

慧光居士经陈国梁教授推荐到深圳职业技术学院长期推广禅太极，期间学习者有深职院的校领导、教授及教职工大约 500 人左右。

2007 年 7 月 5 日

在深圳职业技术学院举办的“国际武术交流大会”上，慧光居士演示的禅太极被国际著名武打明星李连杰的教练吴彬老师发现，给予了高度的评价和赞赏。

2007 年 10 月 5 日

慧光居士收中国武术七段陈雁杨教授为开山弟子，赐号“明空”。

2008 年 2 月 17 日

经吴彬老师大力推荐，慧光居士受邀参加第三届香港国际武术比赛做表演嘉宾，展示禅太极。

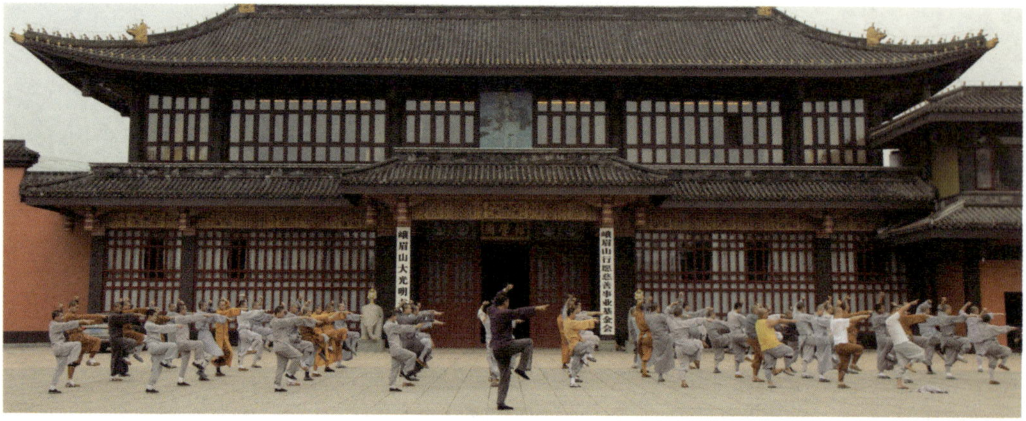

2008年3月1日

深圳东映文化公司未经作者慧光居士允许，擅自将其所著《禅太极》书籍及光盘改成错误的书名《禅门太极拳》，由成都出版社再版发行。

2008年4月20日

慧光居士远赴福建永安“劲草琴堂”拜会闽派古琴大家李禹贤老先生，拳随琴起、禅乐相融，获赠李先生书画墨宝。

2008年7月24

慧光居士被聘为爱尔兰科克大学中国研究院国际武术交流中心顾问，禅太极走进欧洲。

2008年9月29日

慧光居士受佛泉寺方丈之邀参加中原鲁山大佛开光盛会，与会者有一诚法师、星云法师、觉光法师等来自中国大陆、台湾及香港的高僧大德。

2008年9月30日

慧光居士秋游嵩山少林寺，拜访少林寺释永成禅师，获赠法宝禅乐。

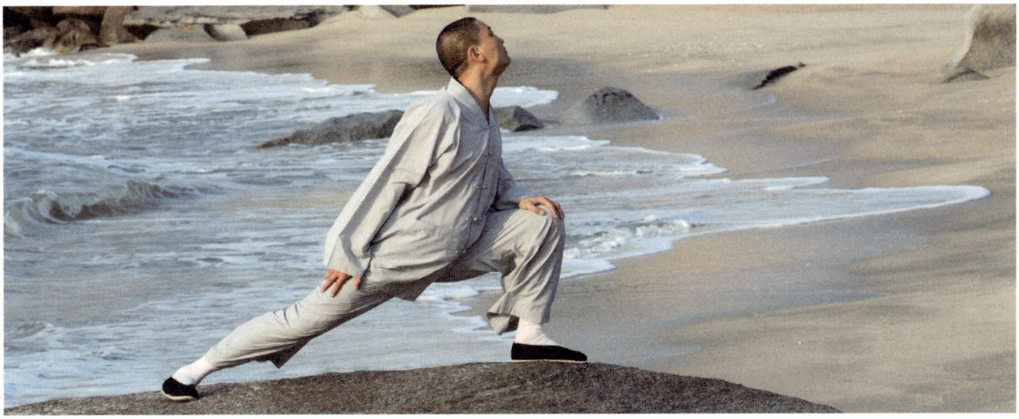

2008年11月22日

慧光居士赴曹溪南华寺，访释法密法师，以琴会友；后游云门山大觉寺，获方丈释明向法师赠送《虚云老和尚法汇》等法宝。

2009年2月17日

慧光居士第二次受邀参加第四届香港国际武术比赛做表演嘉宾展，展示禅太极。

2009年2月30日

德高望重的吴彬老师为慧光居士题写“禅道心拳”，以示对禅太极的关心和支持。

2009年8月15日

慧光居士所著第三本书《禅的养生智慧》由南海出版社出版发行。

2010年8月22日

禅太极被第五届香港国际武术比赛组委会正式列为比赛项目，项目编码：0247。

2010 年 8 月 25 日

慧光居士接受美国《功夫》杂志社社长简琪女士专访，计划在美国宣传禅太极。

2010 年 11 月 22 日

深圳职业技术学院第十四届运动会上，在学院邱木华书记的带领下，200 多名老师集体表演的禅太极轰动全校师生，带来禅太极健身热。

2011 年 3 月

慧光居士赴香港铜锣湾，拜访香港养生学会会长马菁岐中医师，养生之道受益良多。

2011 年 7 月 5 日

吴彬老师第二次给慧光居士题字，书写“禅太极”。

2011 年 7 月 17 日

慧光居士召集中国大陆、台湾及香港的禅太极学员为河南平顶山香山寺修缮捐款，为中国最悠久殊胜的观音道场添砖添瓦，培养学员生起“无缘大慈，同体大悲”的大爱之心。

2011 年 7 月 18 日

慧光居士趁暑假期间云游教学，先后到北京怀柔、辽宁鞍山、河南信阳等地，并在怀柔朝阳寺首次传授小禅拳金刚八势。

2011 年 8 月 5 日

禅太极应邀集体参加深圳第二十六届大学生运动会大运中心的表演活动。

2011 年 10 月 10 日

慧光居士受华德福学校莲心园创办人赵丹老师邀请，开始在深圳西丽的莲心园小学教孩子们练习少儿禅太极。

2012 年 3 月 31 日

中国工商行政管理总局商标局正式受理“禅太极”的商标注册。

2012 年 4 月 29 日

慧光居士收世界武术七段香港钟小碧女士为弟子，赐号“明馨”；收香港国际武术比赛禅太极金牌冠军深圳林秀韵女士为弟子，赐号“明秀”；钟小碧为大师姐，她也是慧光居士的第一位香港弟子。

2012 年 5 月 1 日

吴彬老师第三次给慧光居士题词，书写“慧光居士新创编的禅太极为现代人修身养心开辟了一条新路子值得推广。”

2012 年 5 月 11 日

慧光居士经学生引荐，赴北京神笔动画公司商谈构思多年的禅太极动画片《禅猫》制作事宜。

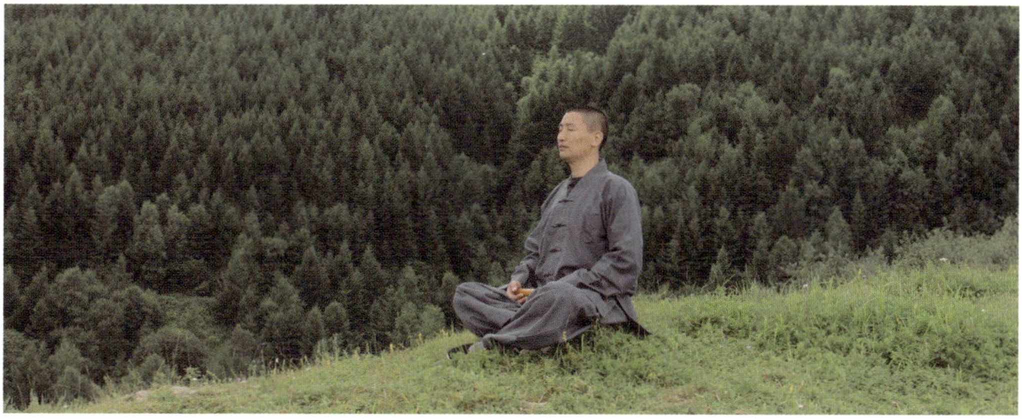

2012年6月1日

在深圳第八届文博会上巧遇漫画师李章建，慧光居士创意多年的禅太极卡通形象“禅猫”终于得以设计出来。

2012年6月27日

慧光居士受上海大龙公司邀请，赴海南三亚亚龙湾，磋商在瑞吉五星级酒店开办禅太极养生馆一事，计划立足“瑞吉”面向全球推广禅太极。

2012年7月9日

经吴彬老师推荐，慧光居士受香港武术联合会邀请，到香港武术贤聚会开办讲座——“禅太极的养生之道”。

2012年7月29日

世界禅太极总会香港分会代表队在香港湾仔伊利沙伯体育馆参加“健康快车”慈善义演。

2012年8月19日

世界禅太极总会在香港正式注册成立。

2013年1月1日

慧光居士所著第四本书《少儿禅太极》书籍及光盘，由华文出版社出版发行。

2013年3月18日

慧光居士受项子林先生邀请到平安银行总行教授禅太极，期间学习者有工会主席刘顺先生、王扬川先生、李树宏先生、王雅平女士等。

2013年5月1日

有吴彬老师题写馆名的“禅太极养心堂”在深圳市南山区

华侨城创意文化园美林大厦隆重开业。书法家赵永华老师和广陵派琴家徐永老师现场挥毫抚琴，嵩山少林寺释永成禅师遥寄法书“观自在”以示祝贺。

2013 年 5 月 2 日

深圳市禅太极文化传播有限公司注册成立。

2013 年 5 月 19 日

世界禅太极总会深圳分会的小朋友们参加第九届中国（深圳）国际文化产业博览交易会分会场的文艺汇演。

2013 年 6 月 2 日

慧光居士收汕尾的张聪先生为徒，赐号“明安”。

2013 年 7 月 14 日

世界禅太极总会香港分会的会员在香港九龙湾国际展贸中心，参加“健康快车”的慈善义演。

2013 年 8 月 12 日

慧光居士应邀到中国第一古刹白马寺参访观光，幸遇释普法法师。目睹《佛说四十二章经》并获感悟。

2013 年 8 月 20 日

慧光居士经香港电视台冯家良导演引荐，登上嵩山少林寺下院三皇寨，参访“少林禅武医”传人释德建禅师。

2013 年 8 月 24 日

慧光居士到河南省宝丰县（古属汝州）探访汝瓷研究专家、宋代汝瓷官窑遗址第一发现者、上海博物馆馆藏汝瓷（宋汝窑灰青釉洗）捐献者王留现老先生，获赠书籍、汝瓷等宝物。

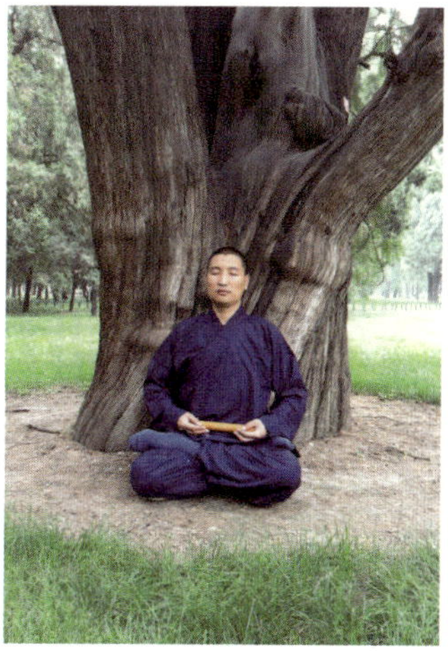

2013年9月20日

慧光居士应江西南昌李梦远先生邀请赴湖南长沙碧桂园传播禅太极，因缘具足首次公开传授慧光禅棒。

2013年10月1日

慧光居士在深圳华侨城禅太极养心堂收上海朱长得先生为徒，赐号“明德”。

2013年11月22日

慧光居士在“2013深圳国际传统武术养生文化交流大会”上应邀展示禅太极之禅棒功法，并把演示用的禅棒敬赠给吴彬老师留念。

2014年1月25日

慧光居士回河南老家探亲，登大香山拜观音菩萨，访香山寺释清晓法师，敬赠禅棒。

2014年3月7日

慧光居士创意设计并监制的黑檀木双色禅棒制造完成，禅棒的黑白二色代表着一阴一阳。

2014年3月18日

慧光居士受前世界散打冠军、深圳市警察学校杨金强老师之邀到深圳市警察武术会传授禅太极。

2014年3月24日

中央电视台体育频道播出了河南省潢川县千人太极展演的盛况，禅太极造福了广大群众。

2014年4月22日

慧光居士应邀在深圳市龙岗区外国语学校开设禅太极第二课堂。

2014 年 7 月 16 日

慧光居士受慈心园公司董事长李少林女士之邀，在深圳市五洲宾馆举办禅太极养生班。

2014 年 7 月 21 日

慧光居士向香港丁珮老师汇报禅太极的发展状况以及暑假期间外出游学参访名山的计划，丁珮老师很支持同时也提醒慧光居士收看凤凰卫视播出的《鲁豫有约——丁珮李小龙死亡游戏》专访节目。

2014 年 7 月 25 日

慧光居士受邀再次来到河南省信阳市潢川县传授禅太极，在陈新春老师等众拳友的恳请下，在当地设立了世界禅太极总会的第一个县级分会：世界禅太极总会潢川县分会，王和成先生为第一任会长。授课之余还走访了战国四君子春申君黄歇的封地、天下黄姓之源——黄国古城。

2014 年 8 月 9 日

慧光居士陪同 83 岁慈母来到山西省五台山文殊菩萨道场（清凉山）朝山礼佛，顺利朝拜了东、西、南、北、中五个台顶。

2014 年 8 月 13 日

慧光居士陪同母亲来到首都北京，受到北京夏利瑛老师、周传福老师等广大禅太极爱好者的热情款待。授课之余参观了天安门、长城、天坛等名胜，最重要是到灵光寺瞻仰了佛牙舍利，还结识了同乡释印金法师并敬赠了禅棒。

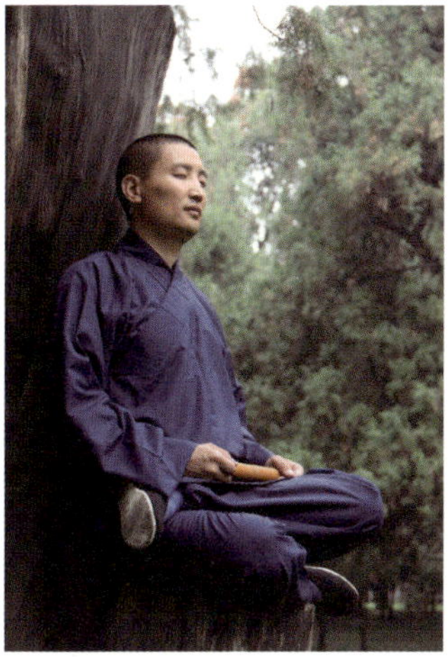

2014 年 8 月 26 日

慧光居士陪同母亲应邀来到四川省都江堰市，受到成都大学谢斌老师等拳友们的热情款待。授课之余游览了都江堰水利工程、青城山道教福地。

2014 年 8 月 29 日

慧光居士陪同母亲来到四川省峨眉山普贤菩萨道场（光明山）朝山礼佛，在中峰寺有幸结识了释定禅法师。之后在中峰寺、万年寺、伏虎寺、大佛禅院（峨眉山佛学院）传授禅太极半月有余，受益僧众、尼众一百多位。期间还结缘了峨眉山佛教协会副会长释演法法师、峨眉山佛学院释谛道法师、峨眉十二庄海外传人傅伟中老师等诸位善人。

2014 年 9 月 15 日

慧光居士回程路过四川省成都市，受到成都张毅、易先蓉、夏溧君老师等众拳友们的热情款待。期间游览了浣花溪、杜甫草堂、熊猫基地等景区，还专门到昭觉寺附近拜祭了圆悟克勤禅师之墓，并得到了一本《碧岩集》。

2014 年 10 月 5 日

慧光居士正式向长女丁子善传授禅太极，时逢丁子善小朋友五岁生日。

2014 年 11 月 11 日

慧光居士受画家吴轲阳先生之邀，赴厦门参加轲阳佛教艺术馆开馆盛典展示禅太极。

2014 年 11 月 17 日

慧光居士受易先蓉女士等诸位拳友邀请，赴成都参加四川禅太极禅友联谊会。

2014 年 11 月 18 日

慧光居士受释定禅法师之邀再次深度游峨眉，探访常年在山中闭关修行的隐士。

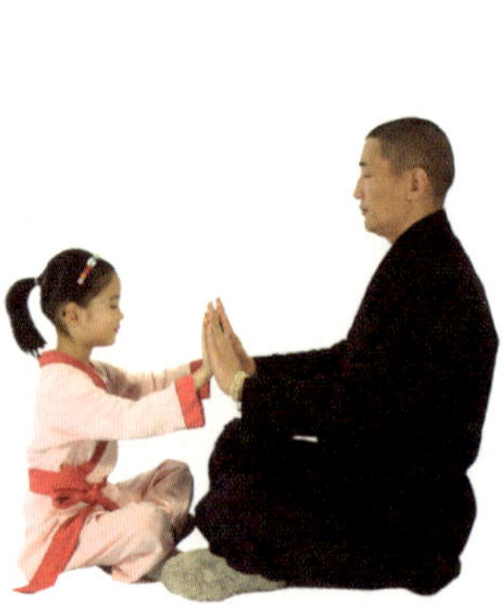

2014 年 11 月 20 日

慧光居士受杨伟校长之邀到乐山外国语学校教师生们练习禅太极，释谛道、释传舫二位法师随行助教。

2014 年 11 月 22 日

慧光居士再次受邀到峨眉山佛学院与广大师生分享禅太极、提高禅太极。

2014 年 11 月 24 日

慧光居士应邀到成都文殊院访释庆普、释宗金法师分享禅太极，赠送禅棒。

2014 年 12 月 11 日

四川乐山外国语学校三千五百名师生集体演练禅太极。

2015 年 1 月 25 日

慧光居士携弟子明德及卢亚昆老师赴粤北云门寺探访释传舫法师，并有缘结识释明晃法师，赠禅棒分享禅太极。

2015 年 1 月 31

慧光居士受邀到东莞芙蓉寺教授禅太极。

2015 年 2 月 9 日

慧光居士再次受邀到成都授课，游大慈寺。

2015 年 2 月 15 日

慧光居士受邀到峨眉山过年，期间有幸结缘峨眉山佛教协会副会长、峨眉山佛学院副院长满霖法师，书法家心田老师等诸位善知识。

2015 年 2 月 27 日

慧光居士受邀到遂宁射洪金华山，拜会陈明昇道长。

2015 年 3 月 15 日

慧光居士受邀到深圳市壹马文化公司开设禅太极的公益分享课。

2015 年 3 月 16 日

慧光居士受邀在华德福莲心仁智学校举办的“薛仁明老师国学班”上与大家分享禅太极。

2015 年 3 月 29 日

慧光居士访香港蓬瀛仙馆。

2015 年 4 月 5 日

慧光居士访云门寺释明晃法师、释明练法师、释明钦老法师等诸位善知识。

2015 年 4 月 30 日

慧光居士回河南老家探亲，访襄县心意六合拳名家谢小四传人谢建峰先生；游临济宗五祖省念禅师古道场——首山乾明寺。

2015 年 5 月 8 日

慧光居士携弟子明德从上海驱车赴浙江奉化，朝礼弥勒道场：岳林寺、中塔寺、雪窦寺。以及宁波的阿育王寺、天童寺。

2015 年 5 月 10 日

一行返回上海静安寺密宗道场瞻礼佛指舍利。

2015 年 5 月 11 日

慧光居士与上海的禅太极练习者们见面结缘，交流分享禅太极。

2015 年 5 月 12 日

慧光居士再上峨眉山，住息心所，游地藏庵，探九龙坪，问道参禅。并与僧、道、居士们分享禅太极。

2015 年 9 月

慧光居士所著第五本书《禅太极健身棒》书籍及光盘，由华文出版社出版发行。

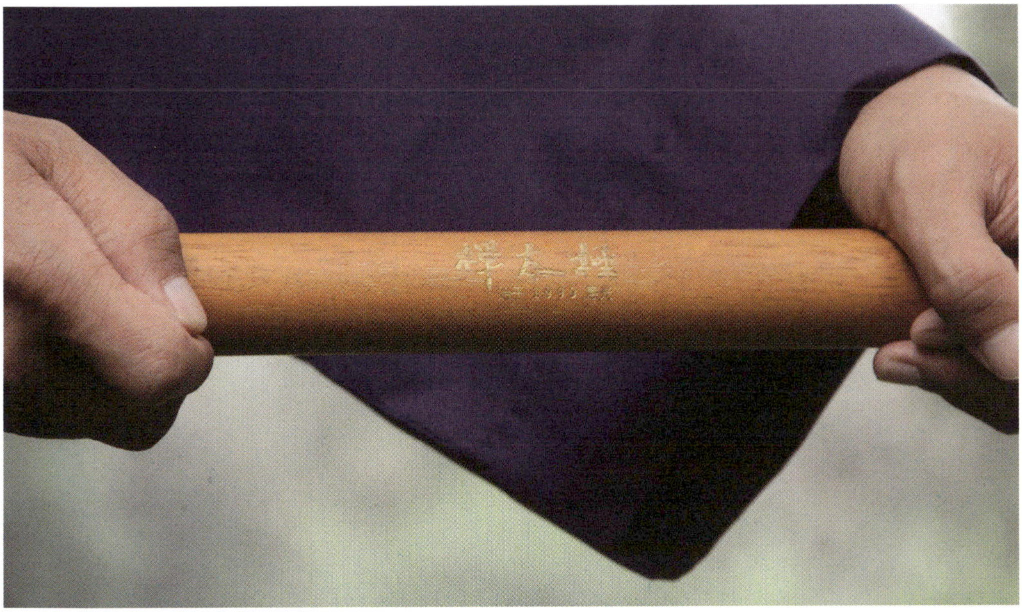